Anita Höhne

Heil-kräuter

pickup

Anita Höhne

Heil-kräuter

Die besten Rezepte aus der Natur

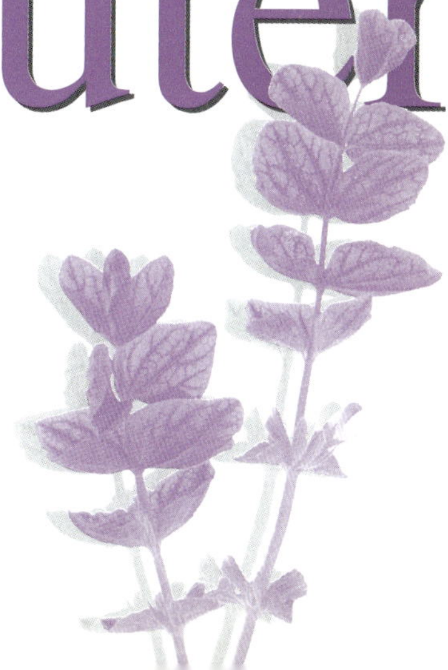

Die Inhalte des Buches wurden von der Verfasserin nach bestem Wissen erstellt und mit größtmöglicher Sorgfalt geprüft. Sie bieten jedoch keinen Ersatz für eine kompetente medizinische Beratung. Weder Autor noch Verlag können für eventuelle Nachteile oder Schäden, die aus in dem Buch gegebenen Hinweisen resultieren, eine Haftung übernehmen.

Bibliografische Information der Deutschen Bibliothek
Die Deutsche Bibliothek verzeichnet diese Publikation
in der Deutschen Nationalbibliografie; detaillierte bibliografische
Daten sind im Internet unter http://dnb.ddb.de abrufbar.

Textredaktion: Petra Holzmann
Umschlaggestaltung: ZERO Werbeagentur, München unter Verwendung eines Motivs von Photonica 029901949
Produktion: Ortrud Müller
Satz: EDV-Fotosatz Huber/Verlagsservice G. Pfeifer, Germering
Druck und Bindung: Alcione, Trento
Printed in Italy

ISBN 3-7205-2609-7

Inhaltsverzeichnis

Hinweise zum Sammeln und Aufbewahren von Heilkräutern

1. Sammeln Sie nur Kräuter, die Sie zweifelsfrei erkennen und um deren Verwendung Sie wissen!
2. Bitte beachten Sie den Naturschutz! Pflücken Sie keine geschützten Pflanzen und sammeln Sie nicht zu viel von einer Stelle; lassen Sie immer einige Pflanzen stehen.
3. Sammeln Sie nur an Plätzen, die frei von Giftstoffen sind. Bevorzugen Sie kleine Flächen und sammeln Sie abseits der Straßen.
4. Kräuter (Stängel, Blätter, Knospen, Blüten) am besten zu Beginn der Blütezeit sammeln, Wurzeln im Frühjahr und im Herbst. Früchte, Samen und Beeren nur im voll ausgereiften Zustand ernten.
5. Am besten in den späten Vormittagsstunden und bei trockenem Wetter sammeln.
6. Pflanzen in Papiertüten, Stoffsäckchen oder in Körben sammeln, nicht in Plastiktüten.
7. Waschen Sie frische Kräuter kurz, lassen Sie sie gut abtrocknen und bewahren Sie sie im Kühlschrank auf. Zum Waschen der Kräuter ist der Zusatz von *Biosmon* (im Reformhaus erhältlich) zu empfehlen, aber nicht unbedingt nötig.
8. Für die Haltbarmachung Pflanzen und Wurzeln trocknen, am besten durch Lufttrocknung, nicht in der Sonne. Dafür gut geeignet sind Drahtgeflechte oder Obststeigen. Lange Pflanzen bündeln und zum Trocknen an einem luftigen Ort aufhängen.

9. Pflanzen erst trocknen, dann zerschneiden (Stängel, Blätter). Wurzeln vorher zerkleinern.
10. Zum Aufbewahren getrockneter Kräuter eignen sich am besten Papiersäcke, Pappschachteln oder Glasbehälter, keine Kunststoffbehälter. Inhalt immer mit Pflanzennamen und Datum versehen.
11. Getrocknete Kräuter nur 1 Jahr aufbewahren (Reste als Absud in Bädern verwenden).
12. Sie können Wildkräuter auch im eigenen Garten anpflanzen – Samen gibt es zu kaufen.

ABKÜRZUNGEN UND ERKLÄRUNGEN

EL = Esslöffel
TL = Teelöffel
Msp = Messerspitze
g = Gramm
l = Liter
dl = Deziliter ($^1/_{10}$ l)
ml = Milliliter ($^1/_{100}$ l)

Die Tees sind im Normalfall für eine Person berechnet, wobei man oft eine größere Menge aufgießt, die man über den Tag verteilt trinkt.

Quelle: Vitalia – Freunde natürlichen Lebens e.V., München, Sepp Ott, 1. Vorsitzender.

Danksagung

Die Autorin dankt Barbara Bergmann, Käuterexpertin, Dr. Ralph-Eric Koch, Adler-Apotheke, München, Sepp Ott, Wildkräuterführer und 1. Vorsitzender des Vereins Vitalia und Ernst Richter vom Kräuterhaus Lindig, München für fachkundigen Rat und Überprüfung des Manuskripts.

AUGENTROST

(Euphrasia officinalis)

Auch Augustinuskraut, Hirnkraut, Milchdieb, Milchschelen, Wegleuchte, Weidedieb, Wiesenröserl und Wiesenwolf genannt.

GESCHICHTE Erstmals als Heilmittel im »Garten der Gesundheit« aus dem Jahre 1485 genannt. Danach in zahlreichen Kräuterbüchern ausführlich beschrieben.

VERBREITUNG Vorkommen: Europa, außer hoher Norden und tiefer Süden; Standort: Wiesen, Heiden, trockene Abhänge, Wegränder, lichte Bergwälder

SAMMELN UND AUFBEWAHREN Pflanzenteile: Nur die blühenden Teile; Erntezeit: Mai bis Oktober; Aufbewahren: Gebündelt aufgehängt an schattigem Ort trocknen. In einem verschlossenen, feuchtigkeits- und lichtabweisenden Gefäß aufbewahren.

INHALTSSTOFFE Glykoside, darunter Aukubin, Gerbstoffe, Harze und ätherische Öle

ANWENDUNG Bei Katarrh, Schnupfen, Entzündungen der Nebenhöhlen und anderen Stauungszuständen, allen Schleimhautproblemen, Augenproblemen, akuten und chronischen Entzündungen der Bindehaut und des Lides, tränenden Augen, Lichtüberempfindlichkeit, Krämpfen, nervösen Kopfschmerzen.

INFO Der »Steife Augentrost« ist am heilkräftigsten. Als Tee mit Wermut und Wegwartewurzel kann man Gelbsucht behandeln.

Rezepte:

Augentrosttee I

Bei Augenentzündungen:
Rezept nach Dr. Leonhard Hochenegg
30 g Augentrost
40 g Kamille
30 g Birkenblätter
1 TL der Mischung mit *1 Tasse heißem Wasser* überbrühen, 10 Minuten ziehen lassen.

Augentrosttee II/Augenbad

Zusätzlich zur Stillung von Krämpfen, bei nervösen Kopfschmerzen, zur Linderung nach zu viel Alkohol- und Nikotingenuss:
½ TL getrockneten Augentrost mit *½ l kochend heißem Wasser* übergießen, 1–2 Minuten ziehen lassen.
Als Augenbad diesen Aufguss nochmals mit abgekochtem Wasser im Verhältnis 1:1 verdünnen, sonst kann es zu Reizungen kommen. Eventuell etwas Salz zugeben. Den Tee auch als Umschlag nie ein zweites Mal benutzen, immer frisch zubereiten!

Augentrosttee III

1 bis 2 TL geschnittenen Augentrost mit ¼ l kaltem Wasser übergießen, bis zum Siedepunkt erhitzen, 2 Minuten ziehen lassen. Über den Tag verteilt eine große Tasse trinken.

BÄRLAUCH

(Allium ursinum)

Auch Bärenlauch, Latschenknofel, Ränsel, Rams, Wald- oder Zigeunerknoblauch genannt.

GESCHICHTE Wurde nördlich der Alpen oft als Knoblauchersatz in der Küche und als Heilkraut verwendet.

VERBREITUNG Vorkommen: Fast ganz Europa, Kaukasus und Nordasien; Standort: Feuchte Wälder, Bäche, Hecken, Auen, am Wegesrand

SAMMELN UND AUFBEWAHREN Pflanzenteile: Nur die langstieligen Blätter, die direkt aus dem Boden sprießen; Erntezeit: April bis Juni; Aufbewahren: Nicht trocknen, sonst gehen die Wirkstoffe verloren.

INHALTSSTOFFE Schwefelhaltige ätherische Öle, Vitamin C und Allicin (ein pflanzliches Antibiotikum)

ANWENDUNG Zur Stärkung von Galle und Leber, zur Verbesserung chronischer Hautleiden, gegen Arterienverkalkung, bei Magen-Darm-Katarrh, gegen Verdauungsstörungen und Appetitlosigkeit; bei zu hohem Blutdruck.

WICHTIG Bärlauch nicht mit den Blättern des giftigen Maiglöckchens oder der Herbstzeitlosen verwechseln! Unterscheidbar ist er durch den knoblauchartigen Geruch seiner Blätter (Blätter zerreiben).

Rezepte:

Bärlauchtrank

Blätter klein schneiden, in warmer Milch einige Stunden ziehen lassen, dann die Milch trinken.

Bärlauchsalat

Zwei Hand voll frische Blätter in Streifen schneiden, mit *Zitrone, Olivenöl, Salz* anrichten. – Eventuell Joghurt zufügen – das mildert den etwas scharfen Geschmack.

Bärlauch-Pesto

Rezept von Franz Zauner, Küchenchef im Herrmannsdorfer Bistro ÖQ

320 g Bärlauch
20 g grobes Salz
6 g Knoblauch
1,2 l Olivenöl oder Sonnenblumenöl
170 g Pinienkerne, davon
60 g geröstet
160 g Parmesan
80 g Pecorino (Schafkäse)

Bärlauch putzen, mit grobem Salz und Knoblauch versetzen. Alles in ein hohes Gefäß geben und mit dem Öl nach und nach vermixen. Pinienkerne in der Pfanne goldbraun rösten. Parmesan und Pecorino fein reiben. Die Kerne mit einem Stabmixer im Öl zerkleinern. Alles zusammenmischen, abschmecken.

Das Pesto im Kühlschrank aufbewahren und immer mit Öl bedekken. Den Glasrand sehr sauber halten. So ist das Pesto monatelang haltbar.

BEIFUSS

(Artemisia vulgaris)

Auch Beinweich, Besenkraut, Biboz, Buckele, Edelraute, Fliegenkraut, Gänsekraut, Johanniskraut, Jungfernkraut, Männerkrieg, Sonnenwendgürtel, Stabwurzelkraut und Wilder Wermut genannt.

GESCHICHTE Bereits von Kelten, Germanen und Slawen gegen Lendenkrankheiten benutzt. Beim römischen Geschichtsschreiber Plinius erwähnt, in mittelalterlichen Kräuterbüchern gegen Frauenleiden, Steinleiden, Hämorrhoiden, Nervenschmerzen, Hysterie, als magenstärkend, harntreibend, geschwulst- und Gelbsucht-mildernd empfohlen. In Polen, Russland und Italien gegen Epilepsie verwendet.

VERBREITUNG Vorkommen: Europa; Standort: An Wegrändern, Uferböschungen, Zäunen, Brachfeldern, Schutthalden

SAMMELN UND AUFBEWAHREN Pflanzenteile: Oberste Triebspitzen; Erntezeit: Juni, vor dem Aufblühen der Knospen. Später gesammelte Pflanzen schmecken bitter.
Aufbewahren: Zum Trocknen in kleinen Sträußchen aufhängen.

INHALTSSTOFFE Gerb- und Bitterstoffe, ätherisches Öl mit Cineol und Absinthol, Inulin und Harz

ANWENDUNG Bei chronischen Mykosen (durch Pilzbefall verursachte Krankheiten), Harnblasenentzündungen, Entzündungen der Gebärmutter, Geschlechtskrankheiten, Appetitlosigkeit, Verdauungsstörungen, schmerzhaften Perioden, Rheuma- und Gichtleiden.

WICHTIG Allergiker und Schwangere sollten Beifuß meiden!

Rezepte:

Beifußtee

Bei Appetitlosigkeit und Verdauungsstörungen, krampflösende und beruhigende Wirkung, menstruationsfördernd bei schmerzhaften Perioden:

2 EL Beifuß mit *½ l kochendem Wasser* übergießen, einige Minuten in geschlossenem Gefäß ziehen lassen, abseihen und über den Tag verteilt schluckweise trinken.

Beifußbad

9–10 EL Beifußblätter mit *3 l kochendem Wasser* übergießen. Aufguss auf zwei Schüsseln, eine heiß, die andere kalt, verteilen. Füße abwechselnd jeweils fünf Minuten in jede Schüssel halten, mit kühler Schüssel enden.

BIRKE

(Betula pendula)

Auch Besen-, Frühlings-,
Mai- und Raubaum genannt.

GESCHICHTE Bereits den indogermanischen Völkern bekannt, nicht jedoch den Griechen und Römern, geschätzt seit dem Mittelalter. In jedem Kräuterbuch aus jener Zeit genannt, vom Botaniker Bock, dem Kräuterbuchautoren Lonicerus und Hildegard von Bingen empfohlen.

VERBREITUNG Vorkommen: Nord- und Mitteleuropa, Nordamerika; Standort: Laub- und Nadelwälder, Moore

SAMMELN UND AUFBEWAHREN Pflanzenteile: Blätter, Saft des Baumes; Erntezeit: Mai und Juni; Aufbewahren: An einem schattigen, luftigen Ort trocknen.

INHALTSSTOFFE Gerb- und Bitterstoffe, Saponin, Betulalbin, ätherische Öle, Vitamin C, Harz, Kalium, Kalzium

ANWENDUNG Tee bei Wassersucht, Ödemen, Hautkrankheiten, Ekzemen, Flechten, Schuppen. Saft bei Gelbsucht und Vitamin-C-Mangel, zur Stärkung des Haarbodens, gegen Schuppen und Haarausfall.

INFO Im Frühjahr kann man die jungen Knospen und die jungen Blätter auch in Salate mischen.

Rezepte:

Beide Tees niemals kochen, sonst verlieren sie ihre Wirkstoffe!

Birkentee I

1–2 TL Birkenblätter mit *1 Tasse kochendem Wasser* übergießen und 10 Minuten ziehen lassen.
Gegen Harnwegsinfektionen getrocknete Bärentraube, bei rheumatischen Schmerzen Schwarzweide zufügen.

Birkentee II/Birkenbad

2 EL frische, geschnittene Blätter mit *1 l kochendem Wasser* übergießen. *1 Msp kohlensaures Natron* hinzugeben und mit *1 TL Honig* süßen. Davon täglich bis zu 2 Tassen trinken.
Er eignet sich (ohne Honig) auch als Badezusatz. Ein Bad hilft bei chronischen Hautleiden.

Birkensaft

Baum anbohren, Glasröhrchen einfügen, über zehn Tage den auslaufenden Saft auffangen, danach Öffnung sorgfältig verschließen. Mehrmals täglich löffelweise einnehmen bei Gelbsucht oder Vitamin-C-Mangel. Äußerlich angewendet zur Stärkung des Haarbodens, gegen Schuppenbildung und Haarausfall.

BRENNNESSEL, GROSSE

(Urtica dioica)

BRENNNESSEL, KLEINE

(Urtica urens)

Auch Donner-, Haber-, Hanf- oder Saunessel sowie Esselkraut und Gichtrute genannt.

GESCHICHTE Bereits in der Antike vom griechischen Arzt Dioskurides geschätzt. Im Mittelalter und in der frühen Neuzeit von Paracelsus gegen Gelbsucht empfohlen und bei Gicht und Gliederschmerz. Auch Hildegard von Bingen lobte ihre entschlackende und schleimlösende Wirkung.

VERBREITUNG Vorkommen: Weltweit in gemäßigten Zonen; Standort: In der Nähe menschlicher Siedlungen, auf überdüngten Böden, an Wegrändern, Hecken, Zäunen, Schutthalden, Kahlschlägen, Flussufern

SAMMELN UND AUFBEWAHREN Pflanzenteile: Blätter und Knospen; Erntezeit: Mai bis September, in der Blütezeit; Aufbewahren: Zur Aufbewahrung Blätter und Knospen trocknen.

INHALTSSTOFFE Viele Spurenelemente, vor allem Eisen, Kieselerde, Kalium. Hormone, Sekretin, Histamin, Gerbsäure, Vitamine A und C, Ameisensäure, Histamin

ANWENDUNG Große und Kleine Brennnessel haben die gleichen Anwendungsmöglichkeiten.

Zur Befreiung von Schlacken im Körper, zur Blutreinigung, bei Hautausschlägen. Bei Katarrh, zur Belebung des Kreislaufs, bei Allergien wie Heuschnupfen und Asthma, bei Blaseninfektionen, Steinen, Grieß, Arthritis, Gicht, Durchfall, Blähungen, Entzündungen und Geschwüren im Magen-Darm-Bereich, Sodbrennen, Rheumaschmerzen.
Der Aufguss oder Saft der Brennnessel bei Schnitten, Wunden, Hämorrhoiden, Nasenbluten, Verbrennungen.
Eine Tinktur aus Brennnesselsamen zur Normalisierung der Schilddrüsenfunktion und Milderung der Kropfbildung.
Ein Extrakt aus der Wurzel in Alkohol gelöst – meist mit Märzveilchen, Zwergholunder und Klette gemischt – für gesunden Haarwuchs und gegen Schuppen.

Rezepte:

Brennnesseltee

2 TL fein geschnittene Blätter mit *1 Tasse kochendem Wasser* übergießen, trinkwarm abseihen, eventuell mit Honig süßen.

Brennnessel-Mischtee

Rezept von Dr. Leonhard Hochenegg,
Zur Blutreinigung:
40 g Brennnessel
30 g Schafgarbe
50 g Schachtelhalm
1 TL dieser Mischung pro Tasse mit *kochendem Wasser* überbrühen, 10 Minuten ziehen lassen.

BROMBEERE

(Rubus fruticosus)

Auch Bramel, Braunbeere, Bromedorn, Feldschwarzbeere, Frombeere, Hirschbollen, Kroatzbeere, Moren, Rahnbeere und Schwarze Haubeere genannt.

GESCHICHTE Eines der ältesten Heilmittel, ihre Kerne wurden bei Ausgrabungen von Steinzeitsiedlungen entdeckt. Hinweise in Schriften der ägyptischen Heilkunst, bei Griechen und Römern. Im Mittelalter geschätzt, von Hildegard von Bingen empfohlen.

VERBREITUNG Vorkommen: Europa, Vorderasien und Nordafrika. Standort: Wegränder, Waldsäume, sonnige Abhänge, Schutthalden

SAMMELN UND AUFBEWAHREN Pflanzenteile: Wurzel, Blätter, Beeren
Erntezeit: Wurzel: März; Blätter: während der Blütezeit von Mai bis August; Beeren: September und Oktober. Für den Haustee können die Blätter das ganze Jahr über gesammelt werden.
Aufbewahren: Die Blätter nach dem Ernten sofort trocknen, dafür einige Tage welken lassen, im Schatten oder in der Trockenkammer trocknen, ohne sie zu wenden.

INHALTSSTOFFE Gerbstoffe, Flavone, organische Säuren, Pektin, ätherische Öle, Vitamin C und Fruchtzucker

ANWENDUNG Bei Wassersucht, Juckreiz, Hautausschlag, Flechten, Heiserkeit, zur Magenstärkung.

INFO Tipps: Wer mit Brombeersaft gurgelt, schützt sich gegen Heiserkeit im Winter!
Die fermentierten Blätter dienen auch als Ersatz für schwarzen Tee.

Rezepte:

Brombeertee I
2 TL getrocknete Blätter mit *1/4 l kochendem Wasser* übergießen, 15 Minuten ziehen lassen. Tagesmenge: 2 Tassen.

Brombeertee II
Wirkt entzündungshemmend, blutstillend, harntreibend:
1 Handvoll junge, getrocknete Sprossen – sie wachsen auf der Schattenseite des Strauches – mit *1/2 l siedendem Wasser* übergießen, 8 Stunden ziehen lassen.
Die Teemenge über den Tag verteilt trinken.

Brombeertee III
Harntreibend und gegen Wassersucht:
1 EL getrocknete, kleingeschnittene Brombeerwurzeln kalt ansetzen und kurz aufkochen.

Brombeer-Milch-Aufguss
Gegen Juckreiz, Hautausschlag und Flechten:
1 EL getrocknete Sprossen in *1/8 l Milch* zerkochen lassen.

Brombeertinktur
1 Handvoll Beeren in *1 l Branntwein* geben. Dazu *Honig* oder *Zucker*. Zur Magenstärkung täglich 1 EL vor dem Abendessen nehmen.

BRUNNENKRESSE

(Nasturtium officinale)

Auch Bachbitterkraut, Bachkresse, Bitterkresse, Bittersalat, Kersche, Quellenrausch, Wasserkresse, Wassersenf und Weiße Kresse genannt.

GESCHICHTE Seit der Antike geschätzt, in mittelalterlichen Kräuterbüchern als Universalheilkraut gelobt. Sowohl der altgriechische Arzt Dioskurides als auch Hildegard von Bingen kannten die »Wunderkraft« der Brunnenkresse.

VERBREITUNG Vorkommen: Weltweit
Standort: Bei langsam fließendem Wasser, Gräben, Quellen

SAMMELN UND AUFBEWAHREN Pflanzenteile: Die ganze Pflanze oder der aus ihr gepresste Saft
Erntezeit: Bereits zu sammeln, wenn zum Winterende das fließende Wasser eisfrei ist. Pflanze während des Transports im Wasser stehen lassen!
Aufbewahren: Nicht trocknen, sonst verliert das Senföl die Heilkraft. Sorgfältig reinigen, gegen Insektenlarven einen Schuss Essig zugeben.

INHALTSSTOFFE Gerb- und Bitterstoffe, ätherisches und fettes Öl, die Vitamine A, C, D und E, ein Senfglykosid, Zucker, Eisen, Kalium, Spuren von Arsen und Jod

ANWENDUNG Zur Stärkung der Leber- und Gallenfunktion, bei Katarrh der oberen Luftwege, zur Blutreinigung, bei

Rheuma, Gicht, Wassersucht. Äußerlich gegen Ekzeme und andere Hautleiden. Generell zur Anregung von Appetit, Verdauung und Harnausscheidung.

WICHTIG Schwangere sollten die Brunnenkresse wegen der stark harntreibenden Wirkung generell meiden!

Rezepte:

Brunnenkresseaufguss

Zur Blutreinigung, bei Rheuma, Gicht und Wassersucht, als Umschlag äußerlich gegen Ekzeme und andere Hautleiden:
2 TL frische Triebe mit *$\frac{1}{2}$ l siedendem Wasser* übergießen, kurz ziehen lassen. Als Tagesmenge dreimal täglich 1 Tasse Aufguss frisch zubereiten. Nicht länger als drei Wochen anwenden, sonst kann es zu Magen- und Nierenreizungen kommen.

Brunnenkressekur

Zur Anregung von Appetit, Verdauung, Harnausscheidung:
Im Frühjahr etwa einen Monat lang täglich eine *Schüssel Brunnenkresse-Salat* essen.
Dazu die Brunnenkresse mit Essig, Öl, Zucker und Zwiebeln anrichten.
Wird während der Kur ein leichtes Brennen in der Harnröhre verspürt, dann eine Pause einlegen oder die Menge der Kresse verringern.

DOST

(Origanum vulgare)

Auch Badkraut, Costenz, Dorant, Dosten, Frauendost, Maran, Müllerkraut, Mutterkraut, Ohrkraut, Schusterkraut, Wilder Majoran und Wohlgemut genannt.

GESCHICHTE Bereits von den Griechen Hippokrates und Dioskurides geschätzt, auch Hildegard von Bingen bekannt.

VERBREITUNG Vorkommen: Europa und Asien
Standort: Auf trockenen Wiesen, sonnigen, steinigen Abhängen, Wald- und Wegrändern, in lichten Gebüschen

SAMMELN UND AUFBEWAHREN Pflanzenteile: Junge Sprossen und Blätter
Erntezeit: Frühjahr bis Herbst
Aufbewahren: Getrocknet ist der Geschmack noch intensiver.

INHALTSSTOFFE Gerb- und Bitterstoffe, ätherisches Öl mit Thymol, zwei Phenole

ANWENDUNG Bei Katarrh, Husten, Keuchhusten, Halsschmerzen, Ohrenschmerzen, Zahnschmerzen, Rheumatismus, Asthma, Krämpfen, Hautkrankheiten. Als Badezusatz nervenstärkend und krampflösend.

INFO Früher trank man eine beruhigende Tasse Dosttee bei unerträglichem Liebeskummer!

Rezepte:

Dosttee

Gegen Husten und Keuchhusten:
1 EL des getrockneten Krauts mit *¼ l kochendem Wasser* übergießen, 10 Minuten ziehen lassen. Von diesem Tee zweimal täglich 1 Tasse mit Honig gesüßt trinken.

Dostaufguss

Als Mundspülung und gegen Halsschmerzen:
2 TL des Krauts mit *½ l kochendem Wasser* übergießen, 10–15 Minuten in einem geschlossenen Behälter ziehen lassen. Drei- bis viermal täglich bis zu 10 Minuten gurgeln. Die Lösung vorher erhitzen.

Dostöl

Das gewonnene Öl ist als Badezusatz nervenstärkend und krampflösend, bei Rheumatismus einzureiben, bei Asthma zu inhalieren:
1 Hand voll Dostkraut mit *½ l Lein- oder Olivenöl* ansetzen, 2 Wochen an einem warmen Ort stehen lassen, abseihen, dann die Rückstände gut auspressen.

Kräuterkissen

Das *Dostkraut* zusammen mit anderen Kräutern wie *Thymian, Salbei* oder *Kamille* in ein Kräuterkissen füllen. Bei Krämpfen, Ohren-, Zahn- und Halsschmerzen warm auflegen. Ein Dostsäckchen kann auch gegen Hautkrankheiten in ein Bad gegeben werden.

EHRENPREIS

(Veronica officinalis)

Auch Allerweltsheil, Frauenlist, Gewitterblume, Grindkräutel, Hühnerraute, Köhlerkraut, Männertreu, Schlangenkraut, Viehkraut und Wundheil genannt.

GESCHICHTE Gelobt in vielen mittelalterlichen Kräuterbüchern, in der Volksmedizin geschätzt. Sebastian Kneipp empfahl das »Allerweltsheil« gegen Schwindsucht und Gichtleiden.

VERBREITUNG Vorkommen: Europa, Nordasien und Nordamerika
Standort: Trockene, lichte Waldränder, magere Weiden und Heideflächen, meist auf kalkarmem Boden

SAMMELN UND AUFBEWAHREN Pflanzenteile: Das blühende Kraut oberhalb des Bodens abschneiden.
Erntezeit: Mai bis Juli
Aufbewahren: Gut trocknen lassen.

INHALTSSTOFFE Gerb- und Bitterstoffe, ätherisches Öl, das Glycosid Aucubin sowie Leptandrin, Saponine und Harz

ANWENDUNG Bei Husten, Erkältungen, Lungenleiden, chronischem Katarrh, Blasenkatarrh, Rheuma, Gicht, Verdauungsstörungen, Durchfall, zur Senkung des Cholesterinspiegels. Äußerlich zum Reinigen von Wunden, als Umschlag gegen Prellungen, Quetschungen und Blutergüsse.

WICHTIG Den echten Ehrenpreis nicht mit dem stark giftigen *Gottesgnadenkraut* verwechseln! Dessen gelblich weiße Blüten haben eine rote Äderung!

Rezepte:

Ehrenpreistee I

Bei Verdauungsstörungen, Durchfall, Husten, Erkältung:
2 TL getrockneten Ehrenpreis mit *¼ l kochendem Wasser* überbrühen, 10 Minuten ziehen lassen. Täglich 3 Tassen trinken.

Ehrenpreistee II

Bei Lungenleiden, chronischem Katarrh, Blasenkatarrh, Rheuma und Gicht. Äußerlich zum Reinigen von Wunden, als Umschlag gegen Prellungen, Quetschungen und Blutergüsse:
2 TL getrockneten Ehrenpreis auf *1 Tasse siedendes Wasser* geben.

Ehrenpreistinktur

Gegen rheumatische Leiden:
1 Hand voll klein geschnittenes frisches Kraut mit *1 l Kornbranntwein* ansetzen, 3 Wochen in der Sonne stehen lassen. Dreimal täglich 15 Tropfen auf Zucker einnehmen. Die Tinktur kann auch äußerlich eingerieben werden.

FICHTE

(Picea abies)

Auch Feichten, Krestling oder Rottanne genannt.

GESCHICHTE Im Mittelalter geschätzt als Bauholz, dann in etlichen Klosterbüchern als Heilkraut beschrieben. Die Bevölkerung auf dem Land trank einen Tee aus Fichtensprossen zur Blutreinigung und zur Behandlung von Gicht, Rheumatismus und Magenkrämpfen.

VERBREITUNG Vorkommen: Europäische Länder der mittleren Klimazone
Standort: Als Nadelwaldgürtel in den Mittelgebirgen und im Voralpenland. In südlichen Ländern nur in Gebirgen

SAMMELN UND AUFBEWAHREN Pflanzenteile: Die jungen, zarten Triebspitzen und Fichtenzweige
Erntezeit: Triebspitzen: Mai; Zweige: das ganze Jahr
Aufbewahren: Frisch verwenden oder trocknen.

INHALTSSTOFFE Ätherische Öle, saure Harze, Bitterstoffe

ANWENDUNG Bei Nervenschwäche, Erschöpfungszuständen, Lungenkrankheiten, Asthma, Katarrh, Erkältungen.

INFO In der Medizin finden die ätherischen Öle der Fichte vielfältige Anwendungsmöglichkeiten, z. B. als Franzbranntwein.

Rezepte:

Fichtennadelabsud

Linderung bei Lungenkrankheiten, Asthma, Katarrh:
3 Hand voll Fichtennadeln in *3 l Wasser* 20 Minuten kochen.
Absud ins Badewasser geben, aber nicht mehr als zweimal in der Woche darin baden, sonst wirken die Bäder eher belastend.

Fichtensirup I

Gegen Erkältungen:
Rezept von Thomas Thielemann, Wirtshaus zum Schweinsbräu, Herrmannsdorf

500 g grüne Fichtenwipferl
250 g Zucker
¼ l Wasser

Zucker und Wasser aufkochen, über die Wipferl gießen, nach dem Erkalten in ein Glas füllen und mit einem Tuch zugedeckt sechs Wochen lang an einem kühlen Platz stehen lassen. Dann anstelle von Zucker in Kaffee oder Tee geben.

Fichtensirup II

Zur Einreibung von Brust und Rücken, krampflösend und auswurffördernd:
Rezept von Barbara Bergmann
Hellgrüne Fichtenspitzen knapp mit *Wasser* bedecken, zum Kochen bringen, 24 Stunden stehen lassen, durch ein Tuch pressen. Die Flüssigkeit mit der gleichen Menge *Zucker* mischen und auf kleiner Flamme im offenen Topf eindicken. Für besseren Geschmack *Zitronenscheiben* beimischen.

FRAUENMANTEL

(Alchimilla vulgaris)

Auch Alchimistenkraut, Bärenfuß, Frauenhilf, Frauenrock, Löwenfußkraut, Marienmantel, Marienkraut, Muttergottesmantel, Perlkraut, Sintau, Taumantel, Tauschüsserl und Weiberkittel genannt.

GESCHICHTE In mittelalterlichen Kräuterbüchern viele Hinweise auf vielerlei Anwendungsmöglichkeiten des Frauenmantels. Bis ins 16. Jahrhundert war Frauenmantel ein gepriesenes Heilmittel bei der Wundversorgung verletzter Landsknechte auf den Schlachtfeldern. Hauptsächlich als »Frauenmittel« geschätzt.

VERBREITUNG Vorkommen: Europa und Sibirien
Standort: Feuchte Wiesen, Weiden, Bäche, grasige Wegränder

SAMMELN UND AUFBEWAHREN Pflanzenteile: Blätter
Erntezeit: Vor der Blütezeit von Mai bis September, an einem sonnigen Nachmittag, wenn die Tautropfen verdunstet sind
Aufbewahren: Bei einer Temperatur bis zu 40 °C trocknen. Während des Trocknungsprozesses nicht wenden!

INHALTSSTOFFE Gerbsäure, Salicylsäure, Saponine, Phytosterine, ätherisches Öl und Bitterstoffe

ANWENDUNG Zur Vorbereitung auf die Geburt und Anregung der Milchbildung. Bei Halsschmerzen, Kehlkopfentzündungen, Geschwüren im Mund, Durchfall.

INFO Der Name »Frauenmantel« bezieht sich auf die Ähnlichkeit der Pflanze mit den weiten Mänteln der Frauen aus früherer Zeit.

Rezepte:

Frauenmanteltee

2 TL Frauenmantel mit *1 Tasse kochendem Wasser* übergießen, 10–15 Minuten ziehen lassen. Dreimal täglich 1 Tasse trinken. Gegen Durchfall und als Mundspülung ist ein stärkerer Tee wirksam: Dabei das Kraut einige Minuten kochen, um alle Gerbstoffe der Pflanze zu gewinnen.

Frauenmantelbad

Zur Linderung von Frauenleiden, zur Verschönerung der Haut, zur Abheilung von Geschwüren:

Je 50 g Frauenmantel,
Eichenrinde
Haferstroh
Zinnkraut

Mischung in *5 l Wasser* kurz aufkochen, 10 Minuten ziehen lassen. Den Sud in ein Sitzbad gießen, nach dem Bad in einem vorgewärmten Bett ruhen.

GÄNSEBLÜMCHEN

(Bellis perennis)

Auch Augenblümchen, Gänseliesl, Geißblümchen, Himmelsblume, Katzenblume, Mägdedieb, Maiblume, Marienblümchen, Maßliebchen, Mondscheinblume, Mümmeli, Rekrutenröserl, Ringelröschen, Tausendschön, Winterröschen und Zeitlosenkraut genannt.

GESCHICHTE Im Mittelalter als Wunderkraut gepriesen, im 18. Jahrhundert zum Unkraut erklärt und systematisch vernichtet, da man es fälschlicherweise für ein abtreibendes Mittel hielt und es in den Gartenanlagen der Fürstenhäuser nicht geduldet war.

VERBREITUNG Vorkommen: Europa und Kleinasien
Standort: Wiese, Weide, Garten, Park

SAMMELN UND AUFBEWAHREN Pflanzenteile: Blätter und Blüten. Erntezeit: April bis September, zum Trocknen im Juni/Juli
Aufbewahren: Frisch verwenden oder trocknen lassen.

INHALTSSTOFFE Gerb- und Bitterstoffe, Saponin, Inulin, ätherisches Öl und organische Säuren

ANWENDUNG Innerlich angewendet bei Beschwerden der Luftwege, Verstopfung, zu starken Periodenschmerzen, Leberbeschwerden, Nieren- und Blasenleiden. Äußerlich bei schlecht heilenden Wunden, Geschwüren und Ekzemen.

INFO Das Gänseblümchen ist die einzige Pflanze, die es schafft, von Januar bis Dezember zu blühen.

Rezepte:

Gänseblümchentee I

2 TL Gänseblümchenkräuter auf *1 Tasse heißes Wasser* geben, 20 Minuten ziehen lassen.
Von dem abgeseihten Tee täglich 2–3 Tassen trinken.

Gänseblümchentee II

Äußerlich angewendet als Umschlag bei schlecht heilenden Wunden, Geschwüren und Ekzemen:
2 TL Gänseblümchenkräuter mit *¼ l kochend heißem Wasser* übergießen, 10 Minuten ziehen lassen.

Gänseblümchensalbe

2 gehäufte EL frische Gänseblümchenkräuter mit *1 EL Käsepappelblätter* in einem Mörser zerstoßen. *50 g Butter* erhitzen und die Kräuter darin brutzeln. Das noch heiße Kräuterfett zum Aufbewahren durch ein Tuch in ein Töpfchen passieren.
Schmerzende Stellen zwei- bis dreimal täglich einreiben.

GIERSCH

(Aegopodium podagraria)

Auch Ackerholler, Dreiblatt, Geißfuß, Gichtkraut, Hasenkraut, Hirschtritt, Salatdolde, Ziegenfuß und Zipperleinkraut genannt.

GESCHICHTE In vielen Kräuterbüchern aus dem Mittelalter erwähnt und als ideale Arzneipflanze gegen Gicht, insbesondere an den Füßen gepriesen. Daher der Name Zipperleinkraut. Auch von Kräuterpfarrer Künzle gegen Ischias und Rheuma empfohlen.

VERBREITUNG Vorkommen: Fast überall in Europa, im Kaukasus und Nordasien, in Südeuropa nur im Gebirge
Standort: Feuchte Wälder, Gebüsche, Auen und an Flussufern, in Gärten und Parkanlagen

SAMMELN UND AUFBEWAHREN Pflanzenteile: Junge Blätter und Stängel
Erntezeit: Vor der Blütezeit im Juni/Juli
Aufbewahren: Zum Trocknen nur das Kraut kurz vor der Blüte verwenden und gebündelt an einem luftigen, schattigen Ort aufhängen.

INHALTSSTOFFE Ätherische Öle, Vitamine

ANWENDUNG Bei Hämorrhoiden, Durchfall, rheumatischen Beschwerden, Ischias, Mückenstichen, als Wundheilmittel.

INFO Als Wundheilmittel, sogar bei Mückenstichen, kann das zerdrückte Kraut direkt auf die schmerzenden Stellen gelegt werden.

Rezepte:

Gierschtee

Gegen rheumatische Beschwerden und Ischias:
2 TL der geschnittenen jungen Blätter mit *1 Tasse siedendem Wasser* aufgießen, 10 Minuten ziehen lassen.

Gierschumschlag

Bei Gicht, Rheuma, Ischiasbeschwerden:
2–3 Hand voll frische Blätter zerstampfen oder zerquetschen, dann erwärmen und mit einem Tuch auf die schmerzende Stelle binden.

Gierschsalat

Bei Gicht und Rheuma:
Ganz junge Blätter fein zerschneiden oder zerpflücken, mit Öl, Salz und wenig Essig oder Zitrone anrichten.

GOLDRUTE

(Solidago virgaurea)

Auch als Goldraute, Unsegenkraut, Güldenwundkraut oder Heidnisches Wundkraut bekannt.

GESCHICHTE Schon die Germanen pflegten ihre erlittenen Blessuren mit der Goldrute. Im Mittelalter hochgelobt, unter anderem vom Alchimisten Arnoldus Villanovus und dem Naturheilkundler Matthiolus.

VERBREITUNG Vorkommen: Fast ganz Europa, Nordamerika und Nordasien
Standort: Wiesen, lichte Wälder, Wege und Raine, Ebenen, im Gebirge bis zu 2000 Meter

SAMMELN UND AUFBEWAHREN Pflanzenteile: Nur die blühenden, noch weichen und saftigen oberen Pflanzenteile
Erntezeit: Juli/ August
Aufbewahren: Bündeln und an einem luftigen, schattigen Ort trocknen.

INHALTSSTOFFE Ätherische Öle, Saponine, Gerbstoffe, Bitterstoffe, Flavonoide, Vitamin C

ANWENDUNG Bei akuten oder chronischen Nierenentzündungen, Bronchitis, Frühjahrsmüdigkeit, Lungenverschleimung, Zahnfleischbluten, Rheuma, Hautausschlag, Blasenkatarrh, grippalen Erkrankungen. Äußerlich angewendet bei Insektenstichen, chronischen Hautleiden, Ausschlägen.

INFO Viele Arten der Goldrute werden »nur« zur Dekoration gepflanzt. Sie haben im medizinischen Sinn keine Bedeutung.

Rezepte:

Goldruten-Mischtee

Zur Unterstützung der Nierenfunktion:
Rezept von Dr. Hochenegg
50 g Goldrute
30 g Brennnessel
70 g Brombeerblätter
Pro Tasse *1 TL dieser Mischung* mit *heißem Wasser* überbrühen, 10 Minuten ziehen lassen, abseihen.

Goldrutentee I

Als Umschlag bei chronischen Hautleiden, Ausschlägen und Geschwüren:
1 EL des zerkleinerten Goldrutenkrauts in *⅛ l Wasser* aufkochen, 5 Minuten ziehen lassen.

Goldrutentee II

Bei Bronchitis, Frühjahrsmüdigkeit, Lungenverschleimung, Zahnfleischbluten, Rheuma, Hautausschlag, Blasenkatarrh, grippalen Erkrankungen:
2 TL frische Triebe mit *1 Tasse kochendem Wasser* überbrühen, 5 Minuten ziehen lassen, mit Honig süßen.
Zur kurmäßigen Behandlung 1–2 Tassen täglich trinken, jedoch nicht länger als eine Woche lang. Nicht am Abend trinken, denn der Tee macht munter.

GUNDERMANN

(Glechoma hederacea)

Auch Gundelrebe, Blauhuder, Donnerrebe, Engelkraut, Erdefeu, Gunelreif, Huderich, Katzenminze, Totenkraut, Zaungucker und Zickelskräutlein genannt.

GESCHICHTE Von den Germanen verehrt, erste schriftliche Hinweise in der »Physica« der Hildegard von Bingen im 12. Jahrhundert. Sie war überzeugt, dass der Gundermann die Geburt erleichtere, laut dem Naturheilkundler Matthiolus vertrieb der Gundermann die Schwindsucht.

VERBREITUNG Vorkommen: Mitteleuropa, Asien und Nordamerika
Standort: Hecken, Wege, Ufer und Mauer, feuchte Wiesen, lichte Wälder

SAMMELN UND AUFBEWAHREN Pflanzenteile: Junge Triebe, Blätter, das ganze Kraut
Erntezeit: Triebe/Blätter: April bis Juni
Aufbewahren: Zum Trocknen das blühende Kraut verwenden.

INHALTSSTOFFE Gerbstoffe, ätherisches Öl, Bitterstoffe Glechomin, Harz, Gummi, Wachs, Cholin, Kalium, Vitamin C

ANWENDUNG Bei Appetitlosigkeit, Durchfall, Husten, Verschleimung der Atemwege, Bronchialerkrankungen. Zur Steigerung des allgemeinen Wohlbefindens. Äußerlich zum Reinigen von Wunden, bei schlecht heilenden Wunden, zur Schmerzlinderung bei Neuralgien, Ischias, Gicht.

INFO Nur wer verschnupft ist, kann den Gundermann mit einer kräftigeren Unterart verwechseln, die aber nicht aromatisch, sondern ausgesprochen widerlich riecht.

Rezepte:

Gundermanntee I

Bei Appetitlosigkeit, Durchfall, Husten, Verschleimung der Atemwege, zur Steigerung des allgemeinen Wohlbefindens:
2 TL Gundermann mit *¼ l kochend heißem Wasser* übergießen, 5 Minuten ziehen lassen. Davon 2 Tassen täglich trinken.

Gundermanntee II

Auch zum Reinigen von Wunden:
2 Tl Gundermann mit *1 Tasse heißem Wasser* überbrühen. Etwas abgekühlt abseihen.

Gundermann-Abkochung

Als Umschlag:
10 g getrocknete und zerkleinerte Blätter mit *½ l Wasser* abkochen.

Gundermann-Bad

Bei schlecht heilenden Wunden, zur Schmerzlinderung bei Neuralgien, Ischias oder Gicht:
Als Kräuterzusatz zum Bad *1 Hand voll Gundermann* mit *kochendem Wasser* übergießen.

HAGEBUTTE
FRUCHT DER HECKENROSE

(Rosa canina)

Auch Buttelrose, Dornröschen, Hagebuttenstrauch, Hagrose, Hainbutte, Heideröslein, Heinzerlein, Hiefenstrauch, Hundsrose und Wipken genannt.

GESCHICHTE War schon den Bewohnern jungsteinzeitlicher Pfahlbauten als Frucht bekannt. Bei den Germanen der Fruchtbarkeitsgöttin Freya geweiht, wurde sie als Unterstützung für Gebärende genutzt. In Antike und Mittelalter wurde sie gegen Fieber, Husten, Blutspeien und von Hildegard von Bingen als blutstillendes und magenstärkendes Heilmittel empfohlen.

VERBREITUNG Vorkommen: Europa, Nordafrika, West- und Nordasien
Standort: Wald-, Wegränder und Feldraine, abgeholzte Waldflächen, Brachflächen

SAMMELN UND AUFBEWAHREN Pflanzenteile: Blätter, Früchte
Erntezeit: Blätter: vor der Blüte von April bis Juni; Früchte: September bis Dezember vor dem ersten Frost.
Aufbewahren: Schalen trocknen und zerkleinern. Durch lange Lagerung vermindert sich der Vitamingehalt. Deshalb nicht mehr als für den Verbrauch eines Jahres konservieren.

INHALTSSTOFFE Hoher Anteil an Vitamin C, Vitamine A, B, E und K, Fruchtsäuren, Spurenelemente

ANWENDUNG Bei Grieß- und Steinbildung, Durchfall, Stuhlträgheit, Wassersucht, Gicht, Rheuma. Blasen- und Nierenerkrankungen, Erkältung und Fieber. Zur Stärkung der Abwehrkräfte, Mundspülung (Sud aus fein gehackten Blättern).

INFO Man kann man auch die Früchte der Gartenrosen verwenden, wenn sie nicht chemisch behandelt wurden. Sie sind größer, schmecken aber nicht so pikant wie die der frei wachsenden Pflanzen.

Rezepte:

Hagebuttentee I

Wirkt harntreibend, bei Blasen- und Nierenerkrankungen:
2 TL der Hagebuttenschalen, getrocknet und zerkleinert mit *$\frac{1}{4}$ l kochendem Wasser* übergießen, 10 Minuten ziehen lassen.

Hagebuttentee II

Bei Erkältungen und Fieber, zur Stärkung der Abwehrkräfte:
2 TL entkernte Hagebutten mit *$\frac{1}{4}$ l kaltem Wasser* zum Kochen bringen, 10 Minuten sieden.

Hagebuttentee III

Gegen Blasen- und Nierengrieß:
2 g Hagebuttenkern-Pulver
$\frac{1}{4}$ l Wasser
Die Kerne der *Hagebutte zu Pulver* zermahlen, davon *2 g* mit *$\frac{1}{4}$ l Wasser* bis auf die Hälfte einkochen. Über den Tag verteilt trinken. Zur Dauer der Kur sollte der Arzt befragt werden!

HAUHECHEL

(Ononis spinosa)

Auch Harnkraut, Hasenrohr, Heudorn, Mägdekrieg, Ochsenbrech, Stachelkraut, Weiberkrieg oder Weiberzorn genannt.

GESCHICHTE Schon den alten Griechen bekannt, im Mittelalter interessierten sich erst die Alchimisten für die Hauhechel, dann im 16. Jahrhundert die Heil- und Naturkundler.

VERBREITUNG Vorkommen: Mitteleuropa
Standort: Trockenwiesen, im Ödland und an Wegrändern

SAMMELN UND AUFBEWAHREN Pflanzenteile: Die bis zu einem Meter lange Wurzel
Erntezeit: September und Oktober
Aufbewahren: Wurzel reinigen, in kleine Stücke schneiden, bei milder Wärme trocknen.

INHALTSSTOFFE Ätherische Öle wie Anethol oder Menthol, Flavonglykoside, Gerbstoffe, Onocerin, Ononid, Saponine, Zucker, viele mineralische Substanzen

ANWENDUNG Bei Grieß- und Steinbildung, Ödemen, Blasenkatarrh, Rheuma, Gicht, bei nässenden Geschwüren und Ekzemen, Waden- und Fingerkrämpfen, chronischen Hautleiden, zur Hautreinigung und Steigerung der Herztätigkeit und Herzmuskelleistung.

INFO Hauhechel kann einmal stärker, schwächer oder überhaupt nicht wirken. Das liegt an der unterschiedlichen Konzentration der Inhaltsstoffe, die standortbedingt ist.

Rezepte:

Hauhechel bis auf Ausnahmen nur überbrühen, nicht kochen, sonst gehen wesentliche Stoffe verloren!

Hauhechel-Hausmittel

2 TL klein geschnittene Wurzel in *1 Tasse kaltem Wasser* ansetzen, 8 Stunden stehen lassen, kurz aufkochen, sofort abseihen und ungesüßt trinken.
Äußerlich gegen Waden- und Fingerkrämpfe: Ein ähnlicher Sud, für den die *Wurzel* in *Essig* gekocht wird.

Hauhecheltee

Teekur zur Blutreinigung bei chronischen Hautleiden, zur Steigerung der Herztätigkeit und Herzmuskelleistung:
1 EL der getrockneten und zerkleinerten Wurzel mit *4 Tassen kochendem Wasser* übergießen, 10 Minuten ziehen lassen, abseihen. Mit Zucker oder Honig süßen, am Tag in zwei bis drei Portionen trinken.

HEIDELBEERE

(Vaccinium myrtillus)

Auch Äugeln, Bickbeere, Blaubeere, Krähenauge, Mehlbeere, Moosbeere, Picklebeere, Schnuderbeere, Schwarzbeere, Schwarze Besinge, Taubeere, Waldbeere und Worbeln genannt.

GESCHICHTE Den Griechen und Römern unbekannt, erster schriftlicher Hinweis in der »Physica« der Hildegard von Bingen. Im Elisabethanischen Zeitalter von den Apothekern gerne verwendet.

VERBREITUNG Vorkommen: Mittel- und Nordeuropa, Nordasien und Nordamerika, in Südeuropa nur in höheren Gebirgslagen
Standort: In Fichtenwäldern, auf Waldlichtungen, Heiden und Hochmooren

SAMMELN UND AUFBEWAHREN Pflanzenteile: Früchte, Blätter
Erntezeit: Früchte: Juli bis August, Blätter: Mai und Juni vor der Fruchtreife
Aufbewahren: Die vollreifen Früchte bei ca. 50 Grad im Backofen trocknen.

INHALTSSTOFFE Früchte: Gerbstoffe, Pektin, Invertzucker, organische Säuren, Myrtillin, ein Glykosid, Vitamine A, B und C.
Blätter: Gerbstoffe, Chinasäure, Neomyrtillin, freies Hydrochinon

ANWENDUNG Bei Verdauungsstörungen mit Durchfall, Entzündungen im Magen-Darm-Trakt, Koliken, Erkrankungen der Netzhaut, Blasenentzündungen, zu hohem Blutzuckerspiegel, zur Wärmung des Unterleibs, Entzündungen der Mund- und Rachenhöhle, Mundfäule.

WICHTIG Blätter nicht über längere Zeit einnehmen! Sie können chronische Vergiftungen hervorrufen! Heidelbeere nicht mit der Rauschbeere verwechseln!
Diabetiker sollten die Blätter *nur unter ärztlicher Aufsicht* einnehmen!

Rezepte:

Heidelbeertee I

Zum Gurgeln bei Entzündungen der Mund- und Rachenhöhle und bei Mundfäule:
6 EL getrocknete Beeren oder *250 g frische Beeren* mit *3–4 Tassen Wasser* 10 Minuten kochen. Über den Tag verteilt trinken.

Heidelbeertee II

1 EL getrocknete und zerkleinerte Blätter mit *1 Tasse siedendem Wasser* übergießen, 10 Minuten ziehen lassen, abseihen. 2–3 Tassen entsprechen einer Tagesmenge. Schluckweise trinken, nicht eine Stunde vor und eine Stunde nach den Mahlzeiten.

Heidelbeergeist

Zur Wärmung des Unterleibs, zur Linderung von Koliken:
4 Hand voll Heidelbeeren mit *1 l Kornbranntwein* übergießen, 2–3 Wochen stehen lassen, filtern und in Flaschen abfüllen.

HIMBEERE

(Rubus idaeus)

Auch Ambas, Ampe, Hendelbeere, Hohlbeere, Katzenbeere, Madebeere, Mollbeere, Mutterbeere, Runtzelbeere, Waldbeere und Waldhimmelbeere genannt.

GESCHICHTE Im Mittelalter galt die Himbeere als Arzneipflanze.

VERBREITUNG Vorkommen: Fast überall auf der nördlichen Halbkugel im Flachland und in den Bergen
Standort: Halden, Kahlschläge und Schuttplätze, Böschungen, Wald- und Wegränder

SAMMELN UND AUFBEWAHREN Pflanzenteile: Die jungen frischen Blätter ohne Stängel; Beeren
Erntezeit: Blätter: Frühjahr; Früchte: September/Oktober
Aufbewahren: Bei einer Temperatur bis zu 50 Grad C trocknen, mehrmals wenden.

INHALTSSTOFFE Blätter: Gerbstoffe, Vitamin A und C, organische Säuren
Früchte: Gerbstoffe, Zucker, Schleim, Pektin, Gummi, Vitamin A und C, organische Säuren, Stickstoffsubstanzen

ANWENDUNG Mund-, Rachen- und Schleimhautentzündungen, als Tee bei Rheuma und als schweißtreibendes Mittel.

WICHTIG Vorsicht: Es können sich Maden in den Himbeeren befinden!
Achtung: In der frühen Schwangerschaft hohe Dosen der Blätter vermeiden, da der Uterus stimuliert werden kann.

Rezepte:

Himbeertee

Auch als Tonikum für die Prostatadrüse:
2 TL des getrockneten Krauts mit *1 Tasse kochendem Wasser* übergießen, 10–15 Minuten ziehen lassen. So oft wie gewünscht trinken.

Teemischung

Aus *fermentierten Himbeer-, Brombeer- und Erdbeerblättern*
Die *jungen, frischen Blätter* 12–14 Stunden im Schatten welken lassen, leicht quetschen, zwei Tage in Leinensäcken bei 45 Grad aufbewahren, bei einer Temperatur bis zu 50 Grad unter mehrmaligem Wenden trocknen.

HIRTENTÄSCHELKRAUT

(Capsella bursa-pastoris)

Auch Bauernsenf, Blutkraut, Gänsekresse, Herzkraut, Kochlöffel, Mönch, Muttergottesbrot, Mutterherzen und Schinkenkraut genannt.

GESCHICHTE Seine den Uterus zusammenziehende Wirkung wurde bereits in der Antike erwähnt, im 1. Weltkrieg bestätigte sich seine schon vor Jahrhunderten bekannte blutstillende Wirkung.

VERBREITUNG Vorkommen: Fast auf der ganzen Welt
Standort: Wiesen, Weiden, Ödland, Schutthalden, Gräben und Wegränder, zwischen Pflastersteinen

SAMMELN UND AUFBEWAHREN Pflanzenteile: Blätter
Erntezeit: Blüht von April bis September, wird am besten geerntet im Frühjahr
Aufbewahren: Zum Trocknen in dünnen Schichten auslegen oder in Bündeln aufhängen. In gut schließenden Gläsern oder Dosen aufbewahren.

INHALTSSTOFFE Saponine, Flavonglykosid, Amine und viele Spurenelemente

ANWENDUNG Bei Nierenbeschwerden, Harnwegsinfektionen, Magen-Darm-Katarrh, besonders bei Gebärmutterblutungen. Zur Stärkung des Kreislaufs, zur Senkung des Blutdrucks. Äußerlich bei Hautausschlägen.

WICHTIG Es sollte von Schwangeren während der Wehen gemieden werden!
Hirtentäschel senkt zwar zunächst den Blutdruck, steigert ihn aber anschließend. Unbedingt vor Gebrauch einen Arzt konsultieren!

Rezepte:

Hirtentäscheltee I

Entzündungshemmend, entwässernd, gut für das Bindegewebe, die Nierenausscheidung, zur Steigerung des allgemeinen Wohlbefindens:
Rezept von Dr. Leonhard Hochenegg
1 Hand voll frische oder getrocknete Blätter mit *¼ l kochendem Wasser* übergießen, 10 Minuten ziehen lassen, abseihen. Über den Tag verteilt schluckweise trinken.

Hirtentäscheltee II

Harntreibende Wirkung, bei Nierenbeschwerden:
6 TL getrocknete Blätter auf *2 Tassen siedendes Wasser* geben, nach 8 Stunden abseihen. Jeden zweiten Tag davon trinken.

HOLUNDER, SCHWARZER

(Sambucus nigra)

Auch Elhorn, Holler, Holderbusch, Kelken, Pisseke, Zibke und fälschlicherweise Flieder genannt.

GESCHICHTE Auch bei Ausgrabungen prähistorischer Siedlungen fand man den Samen des Holunders. Seit dem Mittelalter wird der Schwarze Holunder als »wahrer Medizinschrank« angesehen.

VERBREITUNG Vorkommen: Fast ganz Europa, Kleinasien und Westsibirien
Standort: Wald- und Wegränder, Gebüsche, Hecken, in der Nähe menschlicher Siedlungen

SAMMELN UND AUFBEWAHREN Pflanzenteile: Blüten, Beeren, Rinde
Erntezeit: Blüten: Frühling oder Frühsommer, Beeren und Rinde: August und September
Aufbewahren: Die Blüten schnell im Schatten trocknen.

INHALTSSTOFFE Die Glykoside Sambunigrin und Rutin, ätherisches Öl, Harz, Zucker, Pektin, Cholin, Gerbsäure und andere Stoffe. In den Beeren auch organische Säuren und reichlich Vitamine

ANWENDUNG Meist benutzt man die Blüten: Zur Steigerung der Nierentätigkeit, bei Wasseransammlungen, bei Rheumatismus, Gicht, Arthritis, Erkältung, Grippe, allen katarrhalischen Entzündungen der oberen Atemwege, Heuschupfen, Nebenhöhlenentzündungen, bei Schwerhörigkeit, die durch einen Katarrh bedingt ist, bei Angst und Depressionen.

WICHTIG *Vorsicht*: Die rohen Holunderbeeren enthalten Blausäure und sollten nicht gegessen werden! In der Schwangerschaft sollte die stark abführende Rinde gemieden werden!

Rezepte:

Holundersaft

Reife Beeren (ca. 1,5 kg) waschen, mit einer Gabel von der Dolde streifen, mit *1/4 l Wasser* aufsetzen, unter Rühren kochen, dann durch ein Tuch abseihen und mit *Zucker* (1/3 des Beerengewichts) zu Sirup kochen. Nach Belieben mit Wasser verdünnen.

Holunderlikör

Rezept von Schwester Bernardine

Bei Erkältungen, Heiserkeit, Bronchitis, Blutarmut:

In eine Literflasche zur Hälfte reife Holunderbeeren geben, mit Obstschnaps auffüllen, an einen warmen Platz stellen. Nach einem Monat den Saft durchseihen. 1/2 l Wasser mit 125 g Zucker aufkochen und den Saft dazugeben. Kurz umrühren.

JOHANNISKRAUT

(Hypericum perforatum)

Auch Blutkraut, Frauenkraut, Hartheu, Herrgottwunderkraut, Sonnwendkraut, Löcherkraut, Hexenkraut und Johanniswurz genannt.

GESCHICHTE Schon im Altertum als Wund- und Schmerzmittel und gegen depressive Störungen bekannt. Auch Paracelsus kannte im 16. Jahrhundert die Wirkung des Johanniskrauts auf das Nervensystem.

VERBREITUNG Vorkommen: Fast ganz Europa, Westasien
Standort: Sonnige Felshänge, Trockenrasen, Wiesen, lichte Wälder

SAMMELN UND AUFBEWAHREN Pflanzenteile: Die oberen Teile vom blühenden Kraut (nicht die verholzten)
Erntezeit: Juni bis August
Aufbewahren: Nach dem Ernten so schnell wie möglich trocknen.

INHALTSSTOFFE Hypericin, ätherische Öle, Harze, Gerbstoffe und Flavonoide

ANWENDUNG Bei leichten bis mittelschweren depressiven Verstimmungen. nervösen Beschwerden, Bettnässen, Magen- und Darmreizungen. Äußerlich bei Verbrennungen, Sonnenbrand, Verstauchungen, Prellungen, Hexenschuss, Rückenschmerzen.

WICHTIG Während einer Johanniskraut-Kur keine ausgedehnten Sonnenbäder nehmen! Es kann zu Ekzemen und schweren Hautschäden kommen. Bei Dauergebrauch kann die Leber belastet werden!

Rezepte:

Johanniskrauttee

2 TL des getrockneten Krauts mit *$\frac{1}{4}$ l kaltem Wasser* ansetzen, zum Sieden bringen, abseihen. Täglich 1 Tasse trinken.

Johanniskrautöl oder Rotöl

Äußerlich angewendet bei Verbrennungen, Sonnenbrand, Verstauchungen, Prellungen und rheumatischen Beschwerden wie Hexenschuss oder Rückenschmerzen:
25–30 g frische Blüten in einem Mörser zerreiben, *$\frac{1}{2}$ l Olivenöl* mit der Blütenpaste vermischen. In eine Weithalsflasche aus hellem Glas füllen, an einem warmen Platz etwa fünf Tage lang unverschlossen stehen lassen. Während des Gärungsprozesses gelegentlich umrühren. Danach die Flasche verschließen und so lange dem Sonnenlicht aussetzen, bis der Inhalt eine leuchtend rote Farbe angenommen hat (ca. 5–7 Wochen). Dann das rote Öl abfiltern, eine Woche beiseite stellen. In dieser Zeit trennt sich Öl vom Wasser; das Öl in lichtundurchlässige kleine Braunglasflaschen abfüllen und kühl aufbewahren.

Johanniskrautöl-Vollbad

2 EL Johanniskrautöl
6 Tropfen Bergamotteöl
vermischt in ein Vollbad geben. Dazu 1 Tasse Johanniskrauttee trinken.

KAMILLE

(Matricaria chamomilla)

Auch Apfelblümlein, Arzneikamille, Echte Kamille, Feldkamille, Ganille, Helmchen, Hermel, Kopfkamille, Kindbettblume, Kummerblume, Laugenblume, Mägdeblume oder Mutterkraut genannt.

GESCHICHTE Die Ägypter und Germanen weihten die Kamille dem Sonnengott, die Mediziner des Mittelalters ergänzten die aus der Antike bekannten Anwendungsmöglichkeiten.

VERBREITUNG Vorkommen: Fast ganz Europa, West- und Mittelasien
Standort: In Getreide oder Klee, Kartoffel- und Rübenäckern, Brachland, Wiesen und Schutthalden

SAMMELN UND AUFBEWAHREN Pflanzenteile: Blüten
Erntezeit: Blütezeit: Mai bis August, spätestens am fünften Tag nach dem Aufblühen pflücken
Aufbewahren: Sofort in dünner Schicht ohne Umwenden bei bis zu 35 Grad trocknen, in kleine Häufchen zusammenschieben, etwa zwei Tage liegen lassen. Durch ein Sieb vom Staub befreien, locker in ein gut schließendes Gefäß schütten.

INHALTSSTOFFE Ätherische Öle mit dem Wirkstoff Chamazulen, Cholin, Bitterstoffe, Glykoside, Cumarin, andere Substanzen

ANWENDUNG Bei innerer Unruhe, Reizbarkeit, Schlafstörungen, Magenbeschwerden, Blasenleiden, Darmentzündungen, Nieren-, Leber- und Gallenbeschwerden, Menstruationsbeschwerden, Rheuma. Äußerlich bei Asthma, Erkältungen, Hautproblemen, Augenentzündungen (Inhalationen), Halsentzündungen, Hautleiden, Abszessen, Ekzemen, Zahnfleischblutungen, schwer heilenden Wunden, Verbrennungen, Nagelbetteiterungen, Afterrissen, Hämorrhoiden, Scheidenentzündungen, Gebärmutterkrämpfen, zur Förderung der Wundheilung.

INFO Die Kamille ist ein Heilkraut mit unglaublich zahlreichen Anwendungsmöglichkeiten!

Rezepte:

Kamillentee

Bei Magenkrämpfen, Darmentzündungen, Nieren-, Leber- und Gallenbeschwerden, zur Stärkung des Haarbodens. Auch als Rollkur geeignet: morgens vor dem Aufstehen 1 Tasse Kamillentee trinken, dann jeweils 5 Minuten auf dem Rücken, dem Bauch und den Seiten liegen.

2 EL getrocknete Kamillenblüten in *½ l Wasser* erhitzen, nicht kochen. 5 Minuten ziehen lassen und abseihen.

Kamillensitzbad

Bei Afterrissen, Hämorrhoiden, Scheidenentzündungen, Gebärmutterkrämpfen:

500 g Kamille in *5 l Wasser* aufkochen, zugedeckt 10 Minuten ziehen lassen, abseihen, den Sud zum Vollbad aufgießen.

KERBEL, WIESENKERBEL

(Anthriscus sylvestris)

Auch Buggele, Buschmöhre, Heustängel, Kälberkern, Kuhpeterlein und Wolfswurzel genannt.

GARTENKERBEL

(Anthriscus cerefolium)

Auch Körbel, Küchel- und Suppenkraut genannt.

Beide sind in Wirkung, Anwendung und einem leichten Anis-Geschmack identisch.

GESCHICHTE Seit dem Altertum als Mittel zur Blutreinigung bekannt, im Mittelalter als Fastenkraut benutzt, zu uns aus Südrussland eingewandert, heute – gerebelt – gerne als Gewürz angeboten.

VERBREITUNG Vorkommen: Südrussland, Westasien, Europa, Mittelmeerraum und Nordamerika
Standort: Wiesen, Gebüsche, Hecken, Waldränder und Raine

SAMMELN UND AUFBEWAHREN Pflanzenteile: Blätter, das ganze Kraut
Erntezeit: Vor der Blüte
Aufbewahren: Frisch verwenden. Beim Trocknen verliert Kerbel viel von seinem Aroma.

INHALTSSTOFFE Ätherische Öle, Bitterstoffe, Glykoside, Apiin, Kalium und reichlich Vitamin C

ANWENDUNG Zur Blutreinigung, bei Ekzemen, Hauterkrankungen.

WICHTIG Nicht mit den giftigen Pflanzen *Giftwasserschierling, Hundspetersilie* und *Betäubender Kälberkopf* verwechseln! Unterschied: Jene riechen sehr unangenehm (zwischen den Fingern zerreiben!). Vom Wiesenkerbel ist die Wurzel nicht essbar und verursacht Kopfschmerzen.

Rezepte:

Kerbeltee

1 Hand voll frische Kerbelblätter oder *½ Hand voll getrocknete Blätter* mit *1 l siedendem Wasser* übergießen, abseihen. Täglich 2–3 Tassen trinken.

Der Aufguss ist auch für Umschläge verwendbar.

Kerbelbrei

Bei Hauterkrankungen:

Kerbelkraut kochen, in Leinensäckchen füllen und auf die erkrankten Hautstellen legen.

Kerbelsuppe als Fastensuppe

Rezept von Christian Döbler, Weißes Bräuhaus, München

Eine fein geweigte *Zwiebel* und *1 Hand voll frischen Kerbel* in *30–40 g zerlassener Butter* dämpfen, *60 g Mehl* darüber streuen, kurz anschwitzen und mit *1,5 l Fleischbrühe* ablöschen. 10–15 Minuten auf kleiner Flamme kochen und kurz vor dem Servieren *¼ l Sauerrahm* einrühren.

KLETTE

(Arctium lappa)

Auch Bolstern, Butzen, Grindwurz, Haarballe, Hopfenklette, Igelsamen, Kladde, Klebern, Klibusch, Klusen, Rossklettenwurz und Wolfskraut genannt.

GESCHICHTE Schon in der Antike geschätzt, von den Heilkundlern des Mittelalters gelobt, heute sowohl in Amerika als auch in China gerne verwendet.

VERBREITUNG Vorkommen: Europa, Nordafrika, West- und Nordasien
Standort: Wegränder, Zäune, Mauern, Dämme, Bachufer, Brachäcker, Schutt, Dorfanger, in der Nähe menschlicher Behausungen

SAMMELN UND AUFBEWAHREN Pflanzenteile: Wurzel, Blätter, junge Sprosse, Stängel
Erntezeit: Wurzeln: Herbst; Blätter/Stängel/Sprosse: April bis Juni
Aufbewahren: Wurzeln säubern und zerteilt an der Luft oder bei milder Wärme im Backofen trocknen.

INHALTSSTOFFE Ätherisches und fettes Öl, Gerbstoffe, Polyacetylene, Schleim und Inulin

ANWENDUNG Bei allen trockenen und schuppigen Hauterkrankungen, Ekzemen, Schuppenflechte, zur Stimulierung der Verdauungssäfte, besonders dem Gallenfluss, zur Unterstützung der Verdauung, zur Anregung des Appetits, bei Magersucht und ähnlichen Problemen, zur Unterstützung der Nierenfunktion, bei Blasenentzündungen, Akne, Fußpilz, Ringelflechte. Äußerlich (als Umschlag aus zerdrückten Klettenblättern) zur Heilung von Wunden und Geschwüren. Eine intensive Therapie ist nur von innen heraus möglich. Bei Gebärmuttervorfall und zur Stärkung vor und nach der Geburt (Sitzbad).

INFO Die Klette verbreitet sich beispielsweise, indem sie an Tierfellen weitergetragen wird. Erinnert sei an das Sprichwort »wie eine Klette an jemandem hängen«.

Rezepte:

Klettentee I

1 TL der Wurzel in *1 Tasse Wasser* aufkochen, bis zu 15 Minuten am Siedepunkt halten. Dreimal täglich 1 Tasse trinken.

Klettentee II

Zur Blutreinigung, äußerlich zur Behandlung von Akne, Fußpilz oder der Ringelflechte:

2 TL getrocknete Blätter mit *½ l kaltem Wasser* ansetzen, 5 Stunden ziehen lassen, dann 1 Minute lang kochen. Täglich 3 Tassen trinken.

KÖNIGSKERZE, GROSSBLÜTIGE

(Verbascum densiflorum)

Auch Fackelkraut, Frauenkerze, Himmelsbrand, Johanniskerze, Kerzenkraut, Marienkerze, Unholdspflanze, Schafsschwanz, Wetterkerze, Wollblume, Wollkraut und Zöllich genannt.

GESCHICHTE Aristoteles benutzte die Samen zum Fischfang, von Hildegard von Bingen bei Schwermut, von Lonicerus als Haarwuchsmittel empfohlen.

VERBREITUNG Vorkommen: Süd- und Mitteleuropa
Standort: Sonnige Böschungen, Bahndämme, Brachflächen, Schuttplätze, Ruinen, an sonnigen Mauern und Plätzen

SAMMELN UND AUFBEWAHREN Pflanzenteile: Blüten
Erntezeit: Während der Blütezeit im Juli und August, zur Mittagszeit oder frühen Nachmittag
Aufbewahren: Auf einem Leinentuch an einem luftigen, schattigen Ort trocknen.

INHALTSSTOFFE Saponine, Schleim-, Bitter- und Farbstoffe, wie Xanthophyll und Krozetin, Zucker und Spuren von ätherischem Öl

ANWENDUNG Bei Katarrh, Entzündungen der Atemwege, Husten, Koliken im Magen-Darm-Trakt. Äußerlich bei Wunden und Ekzemen, Hämorrhoiden und Frostbeulen. Zur Senkung der Blutfettwerte.

INFO Mit der *Großblütigen Königskerze* verwandt ist die *Kleinblütige*. Beide sind in Wirkung und Anwendung identisch.

Rezepte:

Tee sollte durch einen Papierfilter oder ein Tuch geseiht werden - wegen der kleinen Härchen, die zu neuerlichen Reizungen der Atemwege führen können.

Königskerzentee

3–4 frische oder getrocknete Blüten mit *1 Tasse kochendem Wasser* überbrühen, 7–10 Minuten ziehen lassen.

Königskerzen-Hausmittel

Bei Wunden:
Frisch gepflückte Königskerzenblüten in ein Glas geben und mit einem Tuch zugebunden an die Sonne stellen. Bald wird sich eine ölige Flüssigkeit am Boden absetzen, mit der man wunde Hautstellen einreibt. Bei schwer heilenden Wunden wird der Saft aus den Blättern aufgetragen.

Königskerzenöl

Zur äußerlichen Behandlung von Hämorrhoiden und Frostbeulen:
25 g frische Blüten
500 ml Olivenöl
Bei schwacher Hitze köcheln lassen, bis alle Flüssigkeit verdunstet ist. Abseihen und in eine Flasche füllen.

LINDE

(Tilia europaea)

Auch Bastbaum, Bastholzlinde und Schmeerlinde genannt.

GESCHICHTE Obwohl der römische Geschichtsschreiber Plinius von einem Lindenrindenessig berichtet, wurde die Linde in der Medizin wahrscheinlich erst im 17. Jahrhundert gebraucht – als ein hervorragendes Mittel gegen Erkältungskrankheiten.

VERBREITUNG Vorkommen: 25 Arten in ganz Europa, in Deutschland nur Sommer- und Winterlinde
Standort: Auwälder, Laubmischwälder, Flussauen, sonnige Hänge, Parks, Alleen

SAMMELN UND AUFBEWAHREN Pflanzenteile: Blüten, Rinde
Erntezeit: Blütezeit von Juni bis August. Blüten bis zu vier Tage nach dem Aufblühen bei trockener Witterung sammeln.
Aufbewahren: Zum Trocknen die Blüten in einer dünnen Schicht ausbreiten, ab und zu wenden.

INHALTSSTOFFE Schleimstoffe, Farnesol, Flavonglykoside, Cumarin-, Kaffee- und Chlorogensäure, Hesperidin und Vanillin

ANWENDUNG Zur Stärkung der Abwehrkräfte, bei fiebrigen Erkältungen, Grippe, erhöhtem Blutdruck, Nieren- und Gichtleiden.

WICHTIG Lindenblüten sind auch ein starkes Sedativum. Nach über einjähriger Lagerung kann es zu einer narkotischen Wirkung kommen. Man kann dann sehr schnell einschlafen!

Rezepte:

Lindenblütentee I

3 EL Lindenblüten oder *eine Mischung mit Holunder und Kamille* mit *1/2 l kochendem Wasser* übergießen, nach 10 Minuten abseihen. Mit Zucker oder Honig süßen, vor dem Zubettgehen oder während der Bettruhe trinken. Kommt es zu keiner Schweißbildung, dieselbe Menge noch einmal trinken.

Lindenrindentee

Bei Nieren- und Gichtleiden:

30 g Lindenrinde in *1 l kochendes Wasser* schütten, 3 Minuten kochen, 10 Minuten ziehen lassen, abseihen. Über den Tag 3 Tassen warmen Tee trinken.

LÖWENZAHN

(Taraxacum officinale)

Auch Butterblume, Kuhblume, Kettenblume, Mönchskopf, Mistfink, Saublume und Pumperblümchen genannt.

GESCHICHTE Als Arzneimittel bis ins 13. Jahrhundert zurückzuverfolgen. Entsprechend der damaligen Signaturenlehre wurde Löwenzahn wegen seiner gelben Blüten gegen Gelbsucht verwendet. Aus Kraut und Wurzeln wurde ein Wasser gemixt, das die Gesichtshaut pflegen sollte.

VERBREITUNG Vorkommen: Europa, Asien und Nordamerika
Standort: Fettwiesen, Weiden, Äcker und Schutthalden

SAMMELN UND AUFBEWAHREN Pflanzenteile: Blüten, Blätter, Wurzel
Erntezeit: Blätter/Blüten: April/Mai; Wurzel: Herbst
Aufbewahren: Blüten/Blätter zum Trocknen zerschneiden und auf einem Leintuch ausbreiten. Wurzel zerschneiden und bei 50 Grad im Backofen trocknen.

INHALTSSTOFFE Bitterstoffe, Gerbstoffe, Cholin, Inulin, Flavonoide, Vitamin C, Spurenelemente.

ANWENDUNG Als Stimulans für den gesamten Stoffwechsel mit positivem Einfluss auf das Bindegewebe, zur Aktivierung der Leber, Hormondrüsen, der Magensekretion und Bauchspeicheldrüse. Vorbeugend bei der Neigung zu Gelenkerkrankungen mit vorzeitigen Abnutzungserscheinungen der Kniegelenke. Bei Arthrosen. Bei Warzen (mehrmals täglich mit dem Milchsaft des Löwenzahns betupfen).

INFO Auch die Indianer Nordamerikas schätzten den Löwenzahn und rauchten seine getrockneten Blätter bei bestimmten schamanischen Ritualen.

Rezepte:

Blutreinigungstee

1 Teil Löwenzahnwurzel
1 Teil Brennnesselblätter
2 Teile Holundersprösslinge
2 Teile Schlüsselblumenblüten und -blätter
2 TL dieser Mischung mit *½ Tasse kochendem Wasser* überbrühen, ziehen lassen. Zweimal täglich ½ Tasse trinken.

Frühjahrskur-Salat

1 Schüssel zarte junge Löwenzahnblätter
1 EL Essig
3 EL Öl
Salz, Zucker,
1 kleine, gehackte Zwiebel
Löwenzahnblätter waschen, klein schneiden, mit *Salz* und *Zucker, Zwiebel, Essig* und *Öl* anrichten. Man kann auch Rapünzchen, Schafgarbe und junge Brennnesselblätter zufügen. Einen Monat lang täglich eine Schüssel essen.

LUNGENKRAUT, ECHTES

(Pulmonaria officinalis)

Auch Blaue Schlüsselblume, Brunnenschüsseli, Fleckenkraut, Hansl und Gretl, Kirschkohl, Königsstiefel, Osterblume, Ungleiche Schwestern und Waldochsenzunge genannt.

GESCHICHTE Den Griechen unbekannt, weil es bei ihnen nicht wuchs, Paracelsus war als Erstem aufgefallen, dass die Blätter des Krautes die Form von Lungenflügeln haben. Später von Matthiolus geschätzt.

VERBREITUNG Vorkommen: Fast ganz Europa
Standort: Laubmischwälder, Waldränder, Gebüsche, auf kalkhaltigem Boden

SAMMELN UND AUFBEWAHREN Pflanzenteile: Die ganze Pflanze
Erntezeit: In der Blütezeit März und April
Aufbewahren: Geschnitten und gebündelt an einem schattigen Ort zum Trocknen aufhängen.

INHALTSSTOFFE Gerbstoffe, Kieselsäure, Saponin, Schleim oder Harz

ANWENDUNG Zur Behandlung von Erkältungskrankheiten, bei Erkrankungen der oberen Luftwege, Heiserkeit, Halsschmerzen, Bronchial- und Lungenleiden.

WICHTIG Achtung: Das Lungenkraut steht in einigen Bundesländern auf der »Roten Liste«.

Rezepte:

Achtung: Wenn diese Tees auf Dauer getrunken werden, können Nebenwirkungen in Form von Schleimhautreizungen entstehen!

Lungenkrauttee I

Bei Erkrankungen der oberen Luftwege:
2 EL getrocknetes Lungenkraut in *½ l kaltem Wasser* zum Kochen bringen, 5 Minuten ziehen lassen, abseihen, mit Honig süßen, über den Tag verteilt trinken.

Lungenkrauttee II

Besonders harntreibend:
2 EL Lungenkraut mit *¼ l Wasser* 5 Minuten kochen. 2–3 Tassen täglich trinken.

Mischtee

Bei Bronchial- und Lungenleiden:
2 Teile Lungenkraut und *Spitzwegerich* mit je *1 Teil Brennnesselblätter und Zinnkraut* mischen, *4 TL der Mischung* mit *3 Tassen kochendem Wasser* überbrühen. Nach Abkühlung *3 TL Honig* hinzufügen. In Abständen warm und schluckweise trinken.

NELKENWURZ, ECHTE

(Geum urbanum)

Auch Benediktenkraut, Hasenauge, Heil aller Welt, Igelauge, Johanniskraut, Märzwurzel, Mannskraft, Weinwurzel und Wilder Sanikel genannt.

GESCHICHTE Schon von dem Römer Plinius bei Brustbeschwerden angewendet, gemäß Hildegard von Bingen sollte die Nelkenwurz die Brust in Liebe entflammen und befreien können, ihre Heilkräfte wurden von den Benediktinern wieder entdeckt.

VERBREITUNG Vorkommen: Europa und Asien
Standort: Im Schatten von Mauern, feuchte Gebüsch- und Waldränder, Gräbern, Zäune, Äcker

SAMMELN UND AUFBEWAHREN Pflanzenteile: Wurzel, obere Teile des Krauts
Erntezeit: Wurzel und Kraut im Mai
Aufbewahren: Wurzel: Gründlich säubern, zerschneiden, bei milder Wärme in der Bratröhre trocknen. Kraut: Gebündelt zum Trocknen aufhängen.

INHALTSSTOFFE Bitterstoffe, Gerbstoffe, Stärke, Harz, Gummi, ätherisches Öl, organische Säuren, Flavon und Glykosid. In der Wurzel auch Eugenol

ANWENDUNG Bei heftigem Durchfall, Darmproblemen, Brechreiz, fiebrigen Erkältungen. Äußerlich bei Mund-

und Rachenraumentzündungen, insbesondere bei leicht blutendem Zahnfleisch, bei Hautentzündungen, Hämorrhoiden.

INFO Wein und Bier wurden früher manchmal mit dem Pulver der Wurzel schmackhafter gemacht.

Rezepte:

Nelkenwurztee

Als Tee bei Darmproblemen, Brechreiz, fiebrigen Erkältungen, als Umschlag bei Hautentzündungen:
1 TL der Wurzel in *1 Tasse kaltem Wasser* ansetzen, 5 Minuten leicht kochen, abseihen. Täglich 3 Tassen trinken.

Bei Hämorrhoiden: Für ein **Sitzbad** einen kräftigen Sud ins Badewasser gießen.

Nelkenwurzeltinktur

Bei Zahnfleischbluten, Parodontose, Mundfäule:
Einen frischen, fein zerschnittenen *Wurzelstock* in eine kleine Flasche füllen (zur Hälfte), mit 70%igem Alkohol aufgießen, zwei Wochen unter häufigem Schütteln stehen lassen, danach abseihen.
Die betroffenen Stellen direkt mit der Tinktur betupfen.

PFEFFERMINZE

(Mentha piperita)

Auch Edel-, Tee-, Garten-, Hausminze oder Englische Minze sowie Balsam und Prominenzblätter, Schmeckerts und Odermünze genannt.

GESCHICHTE Bereits Hinweise auf die Pfefferminze auf den Hieroglyphen der alten Hebräer und Ägypter. Den Griechen bekannt, meist angebaut in den mittelalterlichen Klostergärten. Nach Deutschland kam die Minze im 18. Jahrhundert aus England.

VERBREITUNG Vorkommen: Europa, Nordamerika
Standort: Wiesen, Raine an freien Standorten auf nährstoffreichem, feuchtem Boden

SAMMELN UND AUFBEWAHREN Pflanzenteile: Die ganzen Pflanzen oder nur die blühenden Triebspitzen
Erntezeit: Blütezeit: Juni bis August. Gesammelt am besten zur Mittagszeit bei Sonnenschein. Vom Pfefferminzrost befallene Pflanzenteile dürfen nicht verwendet werden! Blätter vor der Blütezeit ernten.
Aufbewahren: Bei einer Temperatur bis zu 35 Grad trocknen, in dicht schließenden Gefäßen aufbewahren. Vor Licht und Feuchtigkeit schützen.

INHALTSSTOFFE Ätherische Öle mit Mentholanteilen, Gerbstoffe, Flavonoide

ANWENDUNG Bei Erbrechen, Übelkeit, Mageninfektionen, Erkältungskrankheiten, Hautleiden, Fieberbläschen, Hautpilz, Spannungskopfschmerzen, zur Stärkung der Durchblutung und Entspannung der Gesichtsmuskeln, zur Anregung der Gallen- und Lebertätigkeit, bei leichten Schmerzen, Krämpfen.

WICHTIG Pfefferminztee darf nicht als Dauergetränk eingenommen werden, er kann sonst zu Nebenwirkungen führen! Pfefferminzöl kann für Kleinkinder lebensgefährlich werden, wenn es im Nasenbereich angewendet wird. Der Tee ist für Kleinkinder ungeeignet!

Rezepte:

Pfefferminztee

3 TL getrocknete Pfefferminzblätter mit *3 Tassen kochendem Wasser* überbrühen, 3 Minuten ziehen lassen. 2–3 Tassen über den Tag verteilt trinken. Diese Trinkkur sollte höchstens zwei Wochen dauern. Dann unbedingt pausieren!

Pfefferminz-Mischtee

Zur Beruhigung des Magens:
Rezept von Dr. Leonhard Hochenegg
30 g Pfefferminze
60 g Kamille
60 g Anserine (Gänsefingerkraut)
1 TL der Mischung mit *1 Tasse kochend heißem Wasser* überbrühen, 10 Minuten ziehen lassen.

PREISELBEERE

(Vaccinum vitis idaea)

Auch Bickelbeere, Fuchsbeere, Gichtbeinchen, Grantel, Haubeere, Jägerbeere, Klosterbeere, Krackbeere, Krausbeere, Kronsbeere, Mehlbeere, Prausbeere, Rauschbeere, Sauerbeere, Steinbeere und Wilder Buchs genannt.

GESCHICHTE Bereits im Elisabethanischen Zeitalter brauten die Apotheker aus Preiselbeeren und Honig einen Sirup, der gegen Durchfall verabreicht wurde. Wohl eher als Abstrusität zu werten war die ihr zugesagte Heilkraft gegen cholerischen Humor.

VERBREITUNG Vorkommen: Mittel- und Nordeuropa, Nordasien, Nordamerika
Standort: Höhere Lagen, trockene Nadelwälder, Lichtungen

SAMMELN UND AUFBEWAHREN Pflanzenteile: Die jungen Blätter, seltener die krautigen Zweigspitzen; Beeren
Erntezeit: Blätter: Juli und August, Beeren: August bis Oktober
Aufbewahren: Das Sammelgut zunächst an der Sonne, dann im Schatten trocknen. Danach die braunen, schlecht getrockneten Blätter entfernen.

INHALTSSTOFFE Beeren: u.a. Arbutin; Blätter: u.a. Gerbstoffe; Früchte: organische Säuren, Zucker, Vitamine

ANWENDUNG Bei chronischem Blasenkatarrh, Nierenbeckenentzündung, gichtigen und rheumatischen Leiden, Harnverhalten und Bettnässen, Magen-Darm-Beschwerden, leichtem Fieber, Halsentzündungen.

WICHTIG Vorsicht: Die Blätter senken den Blutzuckerspiegel! Insulinpflichtige Diabetiker sollten die Tees nur unter ärztlicher Aufsicht einnehmen! Die Frucht der Preiselbeere ist getrocknet hilfreich gegen Durchfall, frisch dagegen bei Verstopfungen.

Rezepte:

Preiselbeertee I

Als Tee bei chronischem Blasenkatarrh, Nierenbeckenentzündung, gichtigen und rheumatischen Leiden, bei Harnverhalten, gegen Bettnässen. Als Mundspülung und Gurgelmittel bei Halsentzündungen:

2 TL getrocknete, zerkleinerte Blätter mit $\frac{1}{4}$ *Wasser* aufkochen, 3 Minuten ziehen lassen, abseihen. Schluckweise und ungezuckert trinken.

Preiselbeertee II

Zur Beruhigung von Magen-Darm-Beschwerden, zur Senkung von leichtem Fieber:

1 EL Blätter und Früchte gemischt mit *1 Tasse siedendem Wasser* übergießen. Davon täglich 2 Tassen trinken.

SANDDORN

(Hippophae rhamnoides)

Auch Amritscherl, Fasanbeere, Feuerdorn, Korallenbaum, Meerdorn, Rote Schlehe, Seedorn, Stranddorn und Weidendorn genannt.

GESCHICHTE Die Germanen benutzten den Sanddorn als Mittel gegen Zauberei und Verhexung. Seine Zweige wurden über die Türen gehängt, damit die Dornen die Hexen abschrecken.

VERBREITUNG Vorkommen: Europa, in großen Teilen Asiens
Standort: Gebirgstäler, Flussauen, Kiesgruben

SAMMELN UND AUFBEWAHREN Pflanzenteile: Beeren
Erntezeit: September bis Dezember
Aufbewahren: Am besten frisch ernten und gleich verwenden.

INHALTSSTOFFE Fettes Öl, Mannit, Flavone, organische Säuren, Kalzium sowie Vitamin A und C

ANWENDUNG Zur Stärkung der körpereigenen Abwehrkräfte, bei Immunschwäche. Zur Vorbeugung gegen Erkältungskrankheiten und Entspannung bei erhöhter Stressbelastung. Bei Übermüdung, Kopfschmerzen, Konzentrationsschwäche, Zahnfleischbluten, Störungen der Schleimhautfunktionen, zur Förderung der Knochenbildung. In der Schwangerschaft und Stillzeit empfohlen.

WICHTIG Vorsicht: Die Pflanze ist teilweise geschützt. Es ist nur das Pflücken der Frucht erlaubt. Die Äste dürfen nicht abgebrochen und die Sträucher nicht ausgegraben werden.

Rezepte:

Saft oder Marmelade sollten nur kurz der offenen Luft ausgesetzt sein, da sich das Vitamin C schnell verflüchtigt.

Sanddorn-Saft

Bei Erschöpfungszuständen, zum Vorbeugen gegen Erkältungen, Frühjahrsmüdigkeit, Zahnfleischbluten, zur Rekonvaleszenz, bei Vitamin-C-Mangel:

Sanddornfrüchte auspressen, mit gleichen Teilen *Zucker* versetzen, kurz kochen lassen und noch heiß in Flaschen abfüllen.

Sanddorn-Marmelade

3 Teile Sanddornfrüchte mit *2 Teilen Zucker* kochen, durch ein Sieb passieren, noch einmal aufkochen und in Gläser füllen. Beim Abkühlen ein Tuch über die Marmelade legen. Dann die Gläser mit Pergament oder Folie verschließen.

SAUERAMPFER

(Rumex acetosa)

Auch Feldampfer, Kuckuckskraut, Salatampfer, Sauergras, Sauerknöterich und Wiesenampfer genannt.

GESCHICHTE Bereits im Altertum als ideales Mittel gegen Schnupfen oder Katarrh angesehen.
Der griechische Arzt Dioskurides empfahl ihn gegen Durchfallkrankheiten.

VERBREITUNG Vorkommen: Europa, Nordamerika und Nordasien
Standort: Feuchte Wiesen und Weiden, Gebüsche und Gräben, meist auf sumpfigem Untergrund

SAMMELN UND AUFBEWAHREN Pflanzenteile: Die jungen, frischen Blätter
Erntezeit: Vor der Blüte im April/Mai
Aufbewahren: Kurzfristig im Kühlschrank aufbewahren.

INHALTSSTOFFE Oxalsäure, Kleesalz, Vitamin C, Kieselsäure, Kalzium, Eisen, Mangan, Emodin, Chrysophansäure, Phytosterol, ätherisches Öl

ANWENDUNG Bei angegriffenen Schleimhäuten, Harnverhalten, Durchfall, Lebererkrankungen, Gallenleiden, rheumatischen Beschwerden, zur Blutreinigung. Äußerlich bei diversen Hautleiden (frische Blätter auf die erkrankten Hautstellen legen).

WICHTIG Sauerampfer wirkt in vielen Fällen gesundheitsfördernd, bei einigen Krankheiten aber giftig! Diabetiker und jene, die zu Sodbrennen oder an kranken oder empfindlichen Nieren leiden, müssen Sauerampfer meiden!

Rezepte:

Sauerampfertee

Als Frühjahrskur zur Blutreinigung:

2 TL gehackte Sauerampferblätter mit $\frac{1}{4}$ *l kochend heißem Wasser* übergießen, 10 Minuten ziehen lassen. Täglich 2 Tassen trinken.

SCHAFGARBE

(Achillea millefolium)

Auch Achillesgarbe, Bauchweh- oder Blutstillkraut, Feldgarbe, Gänsezunge, Garbenkraut, Gotteshand, Grillengras, Grundheil, Judenkraut, Jungfrauenkraut, Katzenschwanz, Katzenkraut, Lämmerzunge, Margaretenkraut, Neunkraft, Schafrippe und Tausendblatt genannt.

GESCHICHTE Schafgarbe wurde schon in Gräbern der Steinzeit gefunden, in der Antike riet Aphrodite dem griechischen Held Achilles, zur Blutstillung Schafgarbe auf seine verwundete Ferse zu legen. Von da an galt die Pflanze als »Soldatenkraut«.

VERBREITUNG Vorkommen: Europa und Nordasien
Standort: Überall, wo es nicht zu feucht ist: trockene Grasplätze, Weiden, Weg- und Feldränder, Bahnböschungen, Abhänge bis zu einer Höhe von 2000 Metern, Schutthalden

SAMMELN UND AUFBEWAHREN Pflanzenteile: Junge, zarte Blätter; Blüten
Erntezeit: Blätter: im Frühjahr; Blüten: Juli bis August
Aufbewahren: Blätter bündeln und an einem schattigen, luftigen Ort aufhängen; Blüten: Bei einer Temperatur bis zu 35 Grad trocknen. Die Blüten dürfen nicht braun werden.

INHALTSSTOFFE Ätherische Öle, Bitterstoffe, Achillin, Flavone, Gerbstoffe, Cholin und Polyine

ANWENDUNG Bei Frauenproblemen, z. B. Unterleibskrämpfen, zur Blutstillung, bei Gallen- und Nierenbeschwerden, Geschwüren und Hautausschlägen, Magen- und Darmerkrankungen, Gicht und Rheuma, Venenentzündungen, Thrombosen, Bluthochdruck, Hämorrhoiden, Erkältungen, Fieber.

WICHTIG Schafgarbe kann leicht Allergien hervorrufen, am besten mit längerem Hautkontakt testen. Bei Menstruationsstörungen und Hämorrhoiden ist unbedingt der Arzt zu befragen!

Rezepte:

Schafgarbenaufguss

Bei Magen- und Bauchschmerzen:
1 gehäufter EL getrocknetes Kraut in *¼ l Wasser* aufkochen, ziehen lassen. Die Tagesmenge beträgt 2 Tassen.

Schafgarben-Presssaft

Bei chronischem Magenkatarrh:
Kraut mit den Blüten in den Entsafter geben. *1 TL frischer Schafgarbensaft* auf *4 TL Wasser*.
Diese Tagesmenge tropfenweise einnehmen.

Schafgarbensud

Als Badezusatz oder für Umschläge und Kompressen:
1 Hand voll getrocknete Blüten und Blätter (evtl. mit *½ Hand voll Kamillenblüten*) mit *1 l kochendem Wasser* übergießen, kurz ziehen lassen. Dem Badewasser zufügen oder für Umschläge verwenden.

SCHAUMKRAUT, WIESENKRAUT

(Cardamine pratensis)

Auch Adebarblume, Bettnässerle, Donner- und Gewitterblume, Hungerblume, Kuckucksblume, Steinkresse, Wasserblume und Wilde Kresse genannt.

GESCHICHTE Erst im 18. Jahrhundert als wirksames Mittel gegen Skorbut entdeckt. In der Volksmedizin diente das Wiesenschaumkraut als Hilfsmittel gegen trägen Stoffwechsel.

VERBREITUNG Vorkommen: Fast ganz Europa, Asien und Nordamerika
Standort: Nasse Wiesen und Weiden, Bäche und Gräben, Flachmoore

SAMMELN UND AUFBEWAHREN Pflanzenteile: Junge Blätter
Erntezeit: März/April
Aufbewahren: Vor Gebrauch gründlich waschen!

INHALTSSTOFFE Bitterstoffe, Senföl, ätherisches Öl oder Myrosin, Vitamin C

ANWENDUNG In der Homöopathie bei Magenkrämpfen. Als Salat zur Frühjahrskur.

INFO Häufig findet man an den Stängeln einen speichelartigen Schaum. Er stammt von den Larven der Schaumzikaden, die in den Krautbällchen Schutz finden; auch die Larven des Aurorafalters sind dort zu finden.

Rezepte:

Wiesenschaumkrautsalat

Für 2–3 Personen:

150 g gehacktes frisches Wiesenschaumkraut
(Blätter, Knospen, junge Triebe)
1 EL Zitronensaft
1 EL Sahne
2 EL Crème fraîche
1 Prise Salz

Das Kraut gründlich mit kaltem Wasser abbrausen, gut abtropfen lassen und fein hacken. Aus Zitronensaft, Crème fraîche und Sahne eine Marinade rühren und mit Salz abschmecken. Eventuell noch einen Hauch weißen Pfeffer zufügen. Das Kraut erst unmittelbar vor dem Servieren mit der Marinade mischen. Mit diesem Salat werden Bratkartoffeln und Sülze zu einer kulinarischen Köstlichkeit!

SCHLEHE

(Prunus spinosa)

Auch Bockbeerli, Effken, Hagedorn, Saudorn, Sauerpflaume, Schlehdorn und Schwarzdorn genannt.

GESCHICHTE Die Strauchfrüchte wurden schon in der Jungsteinzeit als Obst geschätzt, ihre Heilkraft wurde im Mittelalter für viele Anwendungsmöglichkeiten entdeckt.

VERBREITUNG Vorkommen: Fast ganz Europa, Nordafrika und Westindien
Standort: Sonnige Hänge, Waldränder, Feldraine und Böschungen

SAMMELN UND AUFBEWAHREN Pflanzenteile: Blüten, Beeren
Erntezeit: Blüten: März/April kurz nach dem Aufblühen, Beeren: Spätherbst, nach den ersten Nachtfrösten
Aufbewahren: Blüten rasch und schonend trocknen. Die Früchte in der Küche verarbeiten. Zum Beispiel als Saft oder Marmelade.

INHALTSSTOFFE Blüten: Cumarin, Flavine, Blausäureglykoside
Früchte: Gerbstoffe, organische Säuren, Vitamin C

ANWENDUNG Für Kinder als unschädliches Abführmittel bei unregelmäßigem Stuhlgang oder Verstopfung. Zur Blutreinigung, zur Hautreinigung, bei rheumatischen Beschwerden, Nierenkoliken.

INFO Die Schlehe gilt auch als echter Muntermacher!

Rezepte:

Schlehentee I

Als unschädliches Abführmittel, zur Blutreinigung, schleimlösend, harntreibend:
2 EL Schlehenblüten mit *½ l kochendem Wasser* aufgießen, 3 Minuten ziehen lassen, abseihen. Mit Honig süßen, etwa 3 Tassen über den Tag verteilt trinken.

Schlehentee II

Stark harntreibend, bei Nierenkoliken mit Steinen und Grieß, zur Blutreinigung, bei Hautunreinheiten, rheumatischen Beschwerden:
1–2 TL Schlehenblüten pro Tasse mit *kochendem Wasser* aufgießen. 2–3 Tassen täglich trinken.

Schlehenwein

Als Gesundheits- und Punschwein:
1 kg vollreife Schlehenbeeren
1300 g Zucker
Sherry oder Portwein
evtl. Hefenährmittel
evtl. Säuremittel
Schlehenbeeren zerstampfen, 300 g *Zucker in 2 l Wasser* auflösen und zugießen, *Sherry* oder *Portwein* zugeben, 8–10 Tage gären lassen, dann abpressen. *2 l Wasser* mit *1 kg aufgelöstem Zucker* hinzufügen, evtl. noch *Hefenährsalz* und *Säuremittel*, alles in einem Gärballon ansetzen. Nach 6 Wochen, wenn die Flüssigkeit klar ist, von »Geläger abziehen« und in Flaschen abfüllen.

SCHLÜSSELBLUME

(Primula veris)

Auch Arznei-Schlüsselblume, Duftende Schlüsselblume, Eieräuglein, Fastenblümel, Frauenschlüssel, Frühlingsprimel, Gamsschlingerl, Gelbe Zeitlose, Gichtblume, Heiratsschlüssel, Kraftblume, Marienschlüssel, Petriblume und Wiesenprimel genannt.

GESCHICHTE In den Kräuterbüchern des Mittelalters hat die Schlüsselblume je nach ihrem Anwendungsbereich verschiedene Namen. Eine Salbe aus dieser Pflanze diente der Schönheit.

VERBREITUNG Vorkommen: In fast ganz Europa und Asien
Standort: Wiesen, Gebüsche, sonnige Böschungen, Laub- und Auwälder

SAMMELN UND AUFBEWAHREN Pflanzenteile: Blüten, Wurzeln
Erntezeit: Blüten: April/Mai; Wurzeln: Herbst
Aufbewahren: Trocknen als Tee.

INHALTSSTOFFE Saponin, Primulasäure, ätherisches Öl, Pflanzenfermente, Flavone, Zuckeralkohol, Gerbstoffe und Minerale

ANWENDUNG Zur Lösung von festsitzendem Schleim, bei hartnäckigem Husten, schweren Erkrankungen der Luftwege, Bronchitis, zur Entlastung des Kreislaufs, bei Kopfschmerzen, nervösen Herzbeschwerden, bei Herzschwäche, Harnsteinen, Erkältungen, zur Heilung von Wunden.

WICHTIG Die Schlüsselblume steht unter Naturschutz. Für das Sammeln der Wurzeln ist eine Genehmigung erforderlich.
Nicht mit der als Zierpflanze oft gesehenen *Giftprimel* verwechseln! Kommt die Haut mit der geschnittenen Giftprimel in Kontakt, treten nach Stunden oder Tagen Hautentzündungen auf.
Wer unter Primelallergie oder Aspirinunverträglichkeit leidet, muss die Schlüsselblume meiden! Schwangere sollten auf hohe Dosierungen verzichten, da die Pflanze den Uterus stimuliert!

Rezepte:

Schlüsselblumentee

Bei schweren Erkrankungen der Luftwege, Kopfschmerzen, nervösen Herzbeschwerden, Husten:
2 EL Blüten mit *2 Tassen heißem Wasser* überbrühen, 10 Minuten ziehen lassen, abseihen. Täglich 2–3 Tassen so warm wie möglich trinken. Als Hustentee mit Honig oder Kandis süßen.

Schlüsselblumen-Wurzeltee

Bei sich lange hinziehendem Husten ohne genügenden Auswurf und bei chronischer Bronchitis:
1 TL Wurzeln mit *2 Tassen kaltem Wasser* ansetzen, 10 Minuten kochen, heiß abseihen. Die Menge löffelweise bis zu zwei Tage lang gesüßt einnehmen.

SPITZWEGERICH

(Plantago lanceolata)

Auch Lungenblatt, Ripplichrut, Rossrippe, Schafzunge, Schmaler Wegerich, Spießkraut und Wegetritt genannt.

GESCHICHTE Erste schriftliche Hinweise über die heilende Wirkung des Spitzwegerichs finden sich in der assyrischen Medizin. In der Antike gehörte er zu den besonders geschätzten Heilpflanzen. Auch im Mittelalter vielfach als Heilpflanze benutzt.

VERBREITUNG Vorkommen: Weltweit
Standort: Wiesen, Weiden, Äcker, Ödland, auf Teerstraßen und brüchigem Beton

SAMMELN UND AUFBEWAHREN Pflanzenteile: Fehlerfreie Blätter, oberhalb des Bodens abschneiden
Erntezeit: Vor dem Blütenstand im April und Mai, sofort in einer dünnen Schicht auslegen
Aufbewahren: Bei bis zu 40 Grad möglichst schnell trocknen (sie dürfen nicht braun werden!), nicht umwenden! Vor Licht, Feuchtigkeit und Insekten in gut verschlossenen Gefäßen aufbewahren.

INHALTSSTOFFE Glycoside, Aucubin, Kieselsäure, Gerbstoffe, Vitamin C, Zink

ANWENDUNG Bei Husten, Katharr der oberen Luftwege, Magen-Darm-Katarrh, Nieren- und Blasenleiden, Entzündungen der Harnwege. Äußerlich zur Blutstillung bei Wunden (frische Blätter auf die Wunde legen) und bei Kopfschmerzen (Umschlag).

INFO Seinen Weg fand der Spitzwegerich an den Sohlen der ersten Einwanderer Amerikas. Die Indianer Nordamerikas nannten den Wegerich »die Spur des weißen Mannes«, weil er den Siedlern überallhin folgte.

Rezepte:

Spitzwegerichsirup

Ein großes Glas 3 cm hoch mit *frisch gepflückten, sorgfältig gereinigten Spitzwegerichblättern* bedecken. Die Blätter gut zusammendrücken, darüber 1 cm hoch *Zucker* schichten, dann wieder Blätter, darauf Zucker usw. Das Glas über Nacht zugedeckt stehen lassen. Am nächsten Morgen die Blätter/Zucker-Schichtung wiederholen. Dann das Glas verschließen und drei Monate lang an einem dunklen, warmen Platz stehen lassen. Danach den Inhalt auspressen und den so gewonnenen Sirup einmal aufkochen, in Flaschen abfüllen und verkorken.

TAUBNESSEL, WEISSE

(Lamium album)

Auch Bienensaug, Blumennessel, Immerkraut, Kuckucksnessel, Löffelblume, Sügerli, Zahme Nessel und Zuzeln genannt.

GESCHICHTE Im Mittelalter oft auf Marienbildern abgebildet.

VERBREITUNG Vorkommen: Asien und Europa
Standort: Wegränder, Zäune, Mauern, Gebüsche, verwilderte Gärten, an schattigen Orten

SAMMELN UND AUFBEWAHREN Pflanzenteile: Junge Blätter und Triebe, Blüten ohne die Kelche
Erntezeit: Blätter und Triebe vor der Blüte; Blüten: April bis September
Aufbewahren: Blüten auszupfen und auf einem Leinentuch trocknen. Gut verschlossen aufbewahren.

INHALTSSTOFFE Gerbstoffe, Zucker, Saponin, Schleim, ätherisches Öl und ein Glykosid

ANWENDUNG Zur Anregung der blutbildenden Drüsen (Leber und Milz), bei gynäkologischen Beschwerden, Hämorrhoiden, Katarrh, Reizhusten, Verschleimung, gegen Appetitlosigkeit. Äußerlich bei Beulen, Geschwülsten, Entzündungen (als Bad).

INFO Die Weiße Taubnessel riecht angenehm nach Honig. Früher waren Taubnesselwurzeln ein beliebtes Haarfärbemittel (goldgelber Ton).

Rezepte:

Taubnesseltee I

Zur Anregung der blutbildenden Drüsen (Leber und Milz), wirkt stoffwechselfördernd, harntreibend, schleimlösend, entzündungshemmend:
1–2 TL der Blüten mit *¼ l kaltem Wasser* ansetzen, zum Sieden bringen, 5 Minuten ziehen lassen. Über längere Zeit 2–3 Tassen täglich trinken.

Taubnesseltee II

Bei Katarrh, Reizhusten, Verschleimung:
1–2 TL der Blüten mit *kochendem Wasser* für eine Tasse aufgießen. Täglich 1–2 Tassen trinken.

Taubnessel-Sitzbad

Bei gynäkologischen Beschwerden, Hämorrhoiden. Zum Aufweichen von Beulen und Geschwülsten, für das Abklingen von Entzündungen, krampflösende Wirkung:
Aus *Taubnesselblättern* einen starken Sud kochen und zum möglichst heißen Badewasser gießen.

WALDERDBEERE

(Fragaria vesca)

*Auch Besingkraut, Erbel,
Rotbeer und Waldbeere genannt.*

GESCHICHTE Die Römer bezeichneten sie schon beinahe ehrfurchtsvoll als die »kleine Duftende und Essbare«, unsere Ahnen schätzten sie zudem wegen ihrer Heilkraft, auch von Pfarrer Kneipp empfohlen.

VERBREITUNG Vorkommen: Europa und Nordasien
Standort: Lichte Wälder, Waldränder und Gebüsche

SAMMELN UND AUFBEWAHREN Pflanzenteile: Die jungen Blätter ausschließlich von wild wachsenden Pflanzen; Wurzeln
Erntezeit: Blätter: Zur Blütezeit im Mai und Anfang Juni; Wurzeln: Im Frühjahr und Herbst
Aufbewahren: Die Blätter bei einer Temperatur bis zu 50 Grad trocknen, in dicht schließenden Gefäßen gegen Licht und Feuchtigkeit geschützt aufbewahren. Die Wurzeln zerkleinern und trocknen.

INHALTSSTOFFE Gerbstoffe, ätherische Öle, Flavone, Spurenelemente, Kalk, Eisen

ANWENDUNG Bei Durchfall, Magenverstimmungen, Darmstörungen, Erkrankungen der Harnorgane, Hämorrhoiden, Nasenbluten, Nervosität und Blutarmut, Gicht, Rheuma,

Verstopfung, Nasenbluten, zu starker Monatsblutung. Zur Blutreinigung. Äußerlich bei kleineren Wunden (zerdrückte Blätter) und Sonnenbrand.

INFO Der Tee ist sehr wohlschmeckend und wird gern auch von Kindern getrunken.

Rezepte:

Walderdbeertee I

Bei Darmstörungen, Durchfall, Erkrankungen der Harnorgane, Hämorrhoiden, Nervosität, Blutarmut. Kleinere Wunden mit zerdrückten Blättern behandeln.
2 TL getrocknete Blätter mit *¼ kochendem Wasser* übergießen, 10 Minuten ziehen lassen. Davon täglich 3 Tassen trinken.

Walderdbeertee II

Bei Durchfall, zu starker Monatsblutung, zur Mundspülung bei Mundfäule, als Umschlag für Verletzungen:
1 EL getrocknete Blätter mit kochendem Wasser für eine Tasse aufgießen. 2–3 Tassen täglich trinken.

Walderdbeer-Wurzeltee

Bei Durchfall und Nasenbluten:
25 g frischen oder getrockneten, zerkleinerten Wurzelstock mit *1 l kochendem Wasser* ansetzen, nach 10 Minuten abseihen.

WEGWARTE

(Cichoritum intybus)

Auch Blaue Distel, Hansl am Weg, Hasenmilch, Hindlauf, Kaffeekraut, Rattenwurz, Sonnenwirbel, Verzauberte Jungfrau, Wegleuchte, Wilde Endivie und Zichorie genannt.

GESCHICHTE Der Anbau der Wegwarte war in Zeiten der Kriegs- und Nachkriegsjahre ein Segen. Aus der gerösteten Pfahlwurzel gewann man einen Kaffee-Ersatz, den so genannten Zichorienkaffee.

VERBREITUNG Vorkommen: Fast in ganz Europa, Vorder- und Mittelasien, Nordwestafrika
Standort: Wegränder, Hecken, Mauern, Bahn- und Flussdämme, auf Schutt, öden Stellen, mageren Wiesen, Weiden und Brachäckern.

SAMMELN UND AUFBEWAHREN Pflanzenteile: Wurzelstock, Blätter, Blüten
Erntezeit: Wurzel: Spätherbst; Blätter und Blüten: Juli und August
Aufbewahren: Blätter/Blüten: Rasch an einem schattigen, luftigen Ort trocknen. Wurzel: Halbieren und bei milder Wärme trocknen.

INHALTSSTOFFE Inulin, Cichoriin, der glykosidische Bitterstoffe Intybin, ätherisches Öl, fettes Öl, Harz, Gerbstoffe, Kieselsäure, die Mineralien Eisen, Magnesium, Kalium und Natrium

ANWENDUNG Zur Steigerung des Appetits, zur Verbesserung der Verdauung, bei Verstimmungen des Magen-Darm-Traktes, bei Völlegefühl und Appetitlosigkeit, bei der Behandlung von Diabetes, bei Leberleiden, Gallensteine, Gelbsucht, Verdauungsschwäche.

INFO Zichorienkaffee ist auch heute noch erhältlich.

Rezepte:

Wegwartetee I

Bei Völlegefühl und Appetitlosigkeit:

1 TL des Krauts mit *¼ l Wasser* ansetzen, bis zum Sieden erhitzen und 2–3 Minuten kochen, dann abseihen. Von dem Tee 2–3 Tassen täglich trinken.

Wegwartetee II

Bei Leberleiden, Gallensteine, Gelbsucht, Verdauungsschwäche:

1 TL Kraut und Wurzeln mit kaltem Wasser aufgießen, aufwallen lassen. Täglich 2 Tassen trinken.

Wegwarte-Frischsaft

bei Diabetes:

Saft aus der Wurzel pressen und mit Milch und Wasser verdünnen. Zuckerkranke sollten dreimal täglich einen Esslöffel voll Frischsaft zu sich nehmen.

WEISSDORN, ZWEIGRIFFELIGER

(Crataegus oxycantha)

Auch Hagedorn, Knickdorn, Mehlbeere, Mehldorn, Saurauch und Zaundorn genannt.

GESCHICHTE Die Heilkundler des Mittelalters entdeckten schnell die zusammenziehende Wirkung des Weißdorns und nutzten dies zum Beispiel beim Entfernen von Splittern aus der Haut, gegen Durchfall und zu starken Monatsblutungen.

VERBREITUNG Vorkommen: Europa
Standort: Waldränder, Gebüsche, als Unterholz in lichten Wäldern, als Weideumfriedung und Gartenzierde

SAMMELN UND AUFBEWAHREN Pflanzenteile: Blüten, Blätter, Beeren
Erntezeit: Blüten/Blätter: April bis Juni. Die jungen Blätter noch vor der Blüte einzeln abzupfen; Beeren: September bis Oktober
Aufbewahren: Sofort trocknen. Vor der Verwendung Blätter zerschneiden.

INHALTSSTOFFE Glykoside, Gerbstoffe, Flavone, ätherisches Öl, Fruchtsäuren, Pektin, zahlreiche Spurenelemente

ANWENDUNG Als Herz- und Kreislaufmittel bei vielen Arten von Herzbeschwerden und Kreislaufstörungen, bei zu hohem oder niedrigem Blutdruck, Herzschwäche, Arterienverkalkung, Schlaflosigkeit.

INFO Die Blüten verströmen einen an Heringslake erinnernden Duft, der Aasfliegen, Wespen und Käfer anlockt.

Rezepte:

Weißdorntee I

Geeignet für eine längere Kur, dabei jedoch einen Arzt befragen! Für ältere Patienten und solche, deren Herz durch andere Erkrankungen angegriffen wurde. Nicht bei akuten Fällen:
2 TL getrocknete Blüten und Blätter mit *¼ l kochendem Wasser* übergießen, 3 Minuten ziehen lassen, mit Honig gesüßt tagsüber trinken.

Weißdorntee II

Bei vielen Arten von Herzbeschwerden und Kreislaufstörungen:
2 TL zerkleinerte Früchte mit *¼ l kaltem Wasser* ansetzen, über Nacht ruhen lassen, am Morgen aufkochen, mit Honig gesüßt tagsüber schluckweise trinken.

Weißdorn-Mischtee

Als Kreislaufmittel:
10 g getrocknete Weißdornblüten
10 g getrocknete Lindenblüten
15 g getrocknete Melisse
Kräuter vermischen und *1 TL* davon mit *1 Tasse kochendem Wasser* übergießen, nach 10 Minuten abseihen. Für eine Kur vier Wochen lang täglich 1 Tasse trinken. Nach einer Woche Pause die Behandlung wiederholen.

WERMUT

(Artemisia absinthium)

Auch Absinth, Grüner Ingwer, Heilbitter, Magenkraut, Wiegenkraut, Würmlekraut und Wurmtod genannt.

GESCHICHTE Im alten Rom wurde den siegreichen Lenkern nach einem Wagenrennen ein Wermuttrank gereicht, er galt auch als ideales Mittel gegen die Seekrankheit.

VERBREITUNG Vorkommen: Südliches Europa
Standort: Steinige Böden, trockene Flusskiesbetten, Weinberge, Mauern, Wege

SAMMELN UND AUFBEWAHREN Pflanzenteile: Nur die oberen jungen Triebe
Erntezeit: Vor der Blütezeit von Juli bis September
Aufbewahren: An einem trockenen, luftigen Ort gebündelt aufhängen.

INHALTSSTOFFE Ätherische Öle einschließlich Thujon, Chamazulen, Bitterstoffe, Gerbsäuren, Carotin, Vitamin C

ANWENDUNG Zur Anregung des Appetits, der Verdauungssäfte und Galle aus Leber und Gallenblase, zur Stimulierung der Peristaltik, bei Giftansammlungen im Körper, Verstopfungen, Leberleiden, Erschöpfung, Schwäche, zur Unterstützung von Genesungsprozessen, zur Stärkung des Immunsystems, bei Fieber, Infektionen, Erkältungen, Grippe, Lebensmittelvergiftungen, Hautproblemen, Arthritis.

Gegen verzögerte Menstruationsblutungen und Flüssigkeitsansammlungen während der Periode. Bei Verdauungsstörungen, Stoffwechselkrankheiten, Fettsucht, Zuckerkrankheit, Funktionsstörungen von Leber, Galle und Milz, bei Durchfall, Koliken. Äußerlich als Augenwasser.

WICHTIG Absinthschnaps ist wegen seiner auf Dauer toxischen Wirkung auf das Nervensystem bei uns verboten. Während der Schwangerschaft und Stillzeit sollte Wermut gemieden werden!

Rezepte:

Wermuttee

Zur Anregung des Appetits, bei Verdauungsstörungen, Stoffwechselkrankheiten, Fettsucht, Zuckerkrankheit, Funktionsstörungen von Leber, Galle und Milz. Äußerlich als Augenwasser:

1 TL getrocknetes Kraut mit *¼ l kochendem Wasser* aufgießen.

5 Minuten ziehen lassen, abseihen. Diese Tagesmenge schluckweise trinken.

Wermutwein

Bei Durchfall, Koliken, Leberbeschwerden:

Rezept von Schwester Bernardina

1 Flasche weißer Bordeaux (0,75 l)

15–18 g Wermutblätter

Pfefferminz und Rosmarin nach Geschmack, mindestens aber jeweils 3 Prisen

8–10 Tage in einem verschlossenen Glas ziehen lassen, abseihen, vor jeder Mahlzeit ein Likörglas trinken.

Register der Pflanzennamen

Register der Beschwerden

Vita

Anita Höhne ist eine erfahrene Medizinjournalistin in München. Sie hat bereits 20 Bücher geschrieben, darunter die Bestseller »Wir sind rund, na und« und »Heiltees, die Wunder wirken«. Sie schreibt seit Jahrzehnten immer wieder über jene Grenzgebiete der Medizin, wo sich Unerklärbares auftut: »Die Magier der Gesundheit«, »Die Kunst, nicht krank zu werden«, »Geistheiler heute« – das sind einige ihrer Titel. Welchen Anklang sie in der Öffentlichkeit fand, zeigt auch diese Zahl: Auf ihre Veröffentlichungen hin erhielt sie 30 000 Briefe mit Anfragen. Ihre Arbeit als Mitarbeiterin der Abendzeitung bringt sie ständig in Kontakt mit aktuellen Entwicklungen auf allen Gebieten.

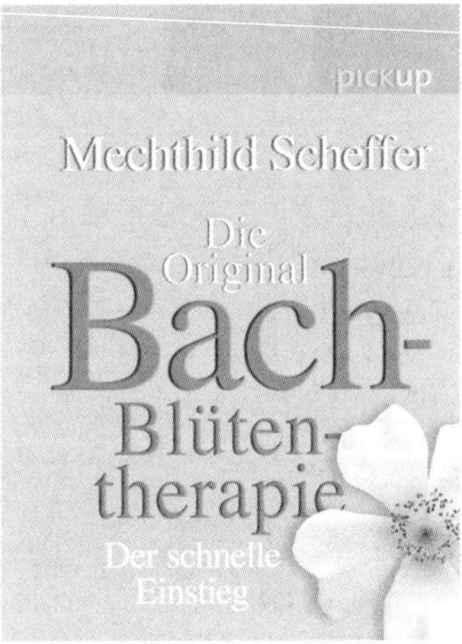
pickup
Mechthild Scheffer
Die Original
Bach-Blütentherapie
Der schnelle Einstieg

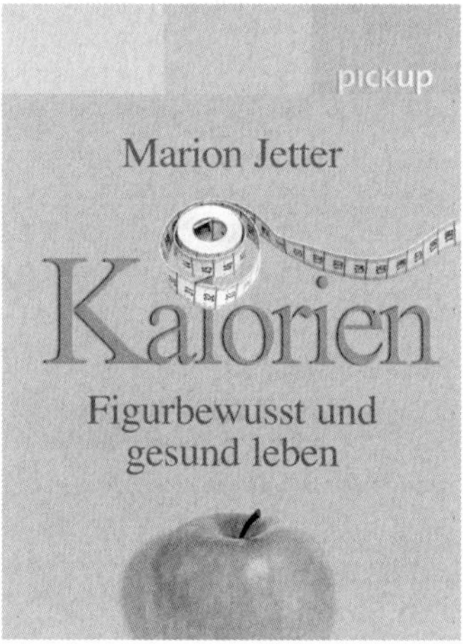
pickup
Marion Jetter
Kalorien
Figurbewusst und
gesund leben